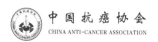

中国抗癌协会
CHINA ANTI-CANCER ASSOCIATION

ICG 导航技术

中国肿瘤整合诊治技术指南（CACA）

CACA TECHNICAL GUIDELINES FOR HOLISTIC INTEGRATIVE MANAGEMENT OF CANCER

2023

丛书主编：樊代明

主　编：梁　寒　张陈平　黄昌明

胡勤刚　方驰华　李　勇

U0244806

天津出版传媒集团

天津科学技术出版社

图书在版编目(CIP)数据

ICG导航技术 / 梁寒等主编. -- 天津：天津科学技术出版社, 2023.5

("中国肿瘤整合诊治技术指南(CACA)"丛书 / 樊代明主编)

ISBN 978-7-5742-1143-8

Ⅰ. ①I… Ⅱ. ①梁… Ⅲ. ①肿瘤—外科手术 Ⅳ. ①R730.56

中国国家版本馆CIP数据核字(2023)第077123号

ICG导航技术
ICG DAOHANG JISHU

策划编辑：方　艳

责任编辑：胡艳杰

责任印制：兰　毅

出　　版：天津出版传媒集团
　　　　　天津科学技术出版社

地　　址：天津市西康路35号

邮　　编：300051

电　　话：(022)23332695

网　　址：www.tjkjcbs.com.cn

发　　行：新华书店经销

印　　刷：天津中图印刷科技有限公司

开本 787×1092　1/32　印张 3.625　字数 50 000

2023年5月第1版第1次印刷

定价：44.00元

编委会

丛书主编

樊代明

主　编

梁　寒　　张陈平　　黄昌明　　胡勤刚　　方驰华　　李　勇

副主编

蔡志刚　　陈起跃　　冯兴宇　　季　彤　　李　平　　李思毅

刘允怡　　吕泽坚　　阮　敏　　王育新　　吴德庆　　项　楠

谢建伟　　杨　剑　　曾　宁　　张　凯　　郑朝辉

编　委（以姓氏拼音为序）

蔡惠明　　曹龙龙　　陈永锋　　陈占伟　　付　坤　　韩　伟

韩正学　　何　巍　　后　军　　黄晓峰　　黄泽宁　　黄志权

蒋灿华　　李锦涛　　李　楠　　李　勇　　李志勇　　梁玉洁

廖贵清　　廖圣恺　　林光锬　　林国生　　林建贤　　林巨里

林李嵩　　林　密　　刘　冰　　刘法昱　　刘　亮　　陆　俊

罗瑞华　　潘子豪　　邱文武　　上官芷昕　　　　　　苏　彤

孙国文　　孙长伏　　唐瞻贵　　田　皞　　涂儒鸿　　王慧明

王家镔　　王丽珍　　王永功　　王志勇　　魏建华　　肖　灿

徐蔚嘉　　许碧云　　杨　溪　　杨梓锋　　姚子豪　　叶金海

喻建军　　张东升　　张　胜　　赵志立　　郑华龙　　钟　情

执笔人

祝　文　胡浩宇　伍禧雯　曾思略

秘　书

文　赛

目录 Contents

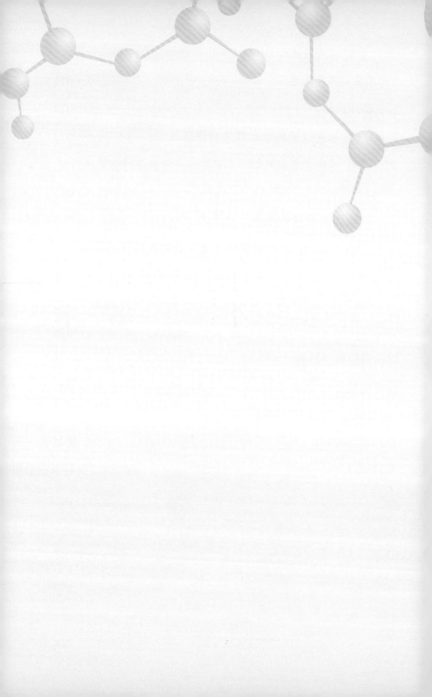

第一章

吲哚菁绿引导口腔癌手术

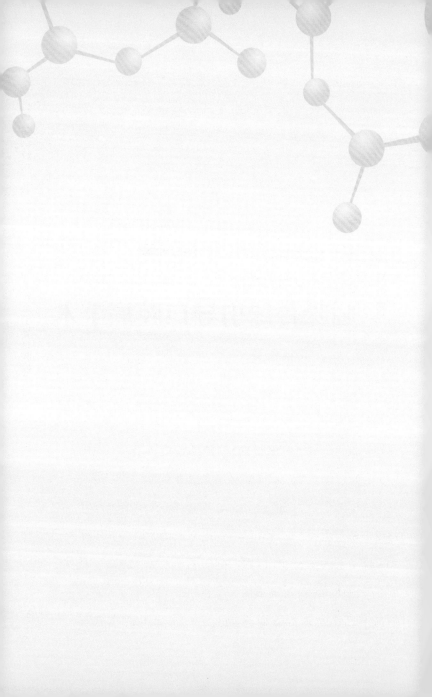

口腔癌严重威胁着人类健康，根据 Global Cancer Statistics 2020 年数据显示，全球新发口腔癌病例约 37.77 万人，死亡 17.78 万人。国内最新统计数据显示，口腔癌每年新发人数达到 3.2 万人，死亡人数达 1.6 万人。口腔黏膜鳞状细胞癌（oral squamous cell carcinoma，OSCC）占口腔癌癌中的 80%~90%。目前，手术仍是治疗 OSCC 的主要方法，但近 30 年来 OSCC 的 5 年生存率并无显著提高，约为 60%。局部及区域复发是治疗失败的主要原因。因此，如何提高 OSCC 外科治疗精准性越发受到关注。

吲哚菁绿（indocyanine green，ICG）是带负电两亲性三羰花青碘化物染料，分子量为 751.4 Da，在 750~810 nm 近红外光激发下，能够发出 840 nm 左右近红外荧光，被近红外成像系统捕获后产生荧光影像。目前，ICG 已被 FDA 和 CFDA 批准可用于临床的小分子药物。近年，ICG 近红外成像技术逐渐应用于外科领域，也研发出一系列用于临床辅助诊断的近红外成像设备，从而大大推动了该技术临床应用。在 OSCC 诊疗过程中，ICG 近红外成像技术在肿瘤成像、术中肿瘤切缘评估、术中颈部淋巴结示踪等方面逐步应用，取得了良好临床效果。

一、历史沿革

（一）ICG近红外成像技术在肿瘤成像中的应用

ICG近红外成像技术在肿瘤中的临床应用主要集中在两个方面：①肿瘤原发灶显像，旨在实现术中实时并精确勾勒肿瘤边界，辅助术者在安全切缘内完整切除并确保瘤床内无癌残留，从而降低肿瘤局部复发率。②区域淋巴结显像，旨在术中准确显示区域淋巴系统引流途径，定位前哨淋巴结（sentinel lymph node，SLN），识别转移淋巴结，特别是隐匿性或微转移淋巴结，从而控制肿瘤区域性复发。经过数十年发展，ICG近红外成像技术已在乳腺癌、肝癌、食道癌、胃癌、结直肠癌、皮肤癌及肺癌等多种肿瘤中实现了临床应用。

（二）近红外荧光分子成像系统的研发

近红外成像技术发展离不开成像系统研发。早期成像设备可追溯到20世纪70年代在眼科中的应用。随着近红外成像技术在医学各领域广泛应用，满足不同要求的近红外荧光成像系统也相继成功研发。

近红外成像系统能够捕获、识别和分析荧光信号。系统常包括摄像机、光源和激发模块，用于光感知光学装置，具有分析软件的计算机，以及支持整个系统的机械结构。理想的近红外荧光成像系统设备应包括：①能够激发荧光造影剂，并在宏观尺度上检测荧光团信号发射。②配备各种光源和示踪剂，以发射和识别各种光谱，以实现不同手术目的。③便携，可调节且易于消毒。④数字化光信号的解释和呈现。

现阶段，已有多种类型近红外成像系统成功用于外科手术。Photodynamic Eye（PDE™）系统（hamamatsu photonics，hamamatsu，Japan）是一款具高度灵敏性的手持式近红外成像系统，可发出环形近红外光，帮助临床医生实时观察从荧光造影剂发出的荧光2D图像，目前已成功用于乳腺癌手术、肝胆显像、淋巴管手术、乳房再造、脑血管手术、冠脉手术等。FluoSTIC™是另一种小型手持式近红外成像系统，适用于头颈部手术。PINPOINT为一款内窥镜式近红外成像系统（novadaq，mississauga，ontario，canada），主要用于肝胆外科微创手术，它可通过单一腔镜提供实时高清白光和按需高清荧光成像，使微创手术过程组织灌注和解剖结构可视化。FLARE系统通过添加感控操作系统和更紧凑的光学部件以及全新解译软件，使得设备体积更小，同步获取的正常图像和近红外荧光图像更为清晰，使术者（操作手术的医生称为"术者"）能在术中便于观察病变和淋巴结引流动态过程，实现乳腺癌前哨淋巴结动态定位。REAL-IGS近红外成像系统大幅提高了设备对ICG荧光信号的捕捉能力，能更加清晰地区分肿瘤和正常组织，及准确显示肿瘤真实边界，已用在口腔鳞癌术中切缘评估和前哨淋巴结检测。

（三）ICG近红外成像技术用于肿瘤原发病灶的成像

2000年开始，ICG近红外成像技术被用于肿瘤成像，最初并未引起大家关注。直到2011年，Polom等人对ICG近红外成像技术在外科肿瘤学中的应用现状和未来发展趋势进行了全面介绍。此后，ICG近红外成像技术被迅速用在不同部位的恶性肿瘤原发灶术中成像及切缘评估，旨在减少肿瘤局部复发。

（四）ICG近红外成像技术用于区域淋巴结成像

1977年Cabanas首先提出前哨淋巴结（sentinel lymph node，SLN）概念。SLN是原发肿瘤发生淋巴结转移必经的第一站淋巴结，被认为是阻止瘤细胞从淋巴道扩散的屏障，应在术中行SLN活检术明确病理诊断以确定是否需行更广泛淋巴清扫。在20世纪90年代，乳腺癌SLN活检术成为乳腺外科领域里程碑式进展。这一技术应用使腋窝淋巴结阴性乳腺癌患者避免腋窝淋巴清扫。同样在皮肤黑色素瘤等某些恶性肿瘤中，SLN活检已成为标准治疗程序。

不同解剖部位的肿瘤，其SLN也不尽相同。如何在术中准确定位SLN成为SLN活检术的关键因素。染料引导定位和放射性核标记技术是目前在临床上常用术中定位SLN的方法。染料引导定位，多使用色素染色法，如亚甲蓝、活性炭、碘油、纳米炭混悬液等为示踪剂，标示癌瘤及淋巴结，但其敏感性不强，特异性差。核素示踪技术准确性较高，但需特殊试剂和设备，术前准备较复杂，仪器及示踪剂价格昂贵，核放射性原料需要特殊管理，操作过程中可能对患者及医务人员造成放射性损害。其他技术，如多模态技术、纳米技术，则在发现早期癌灶及转移淋巴结方面有更为优越的显示效果，但仍无法解决实时监测和生物毒性问题。ICG作为近红外示踪剂，与蓝色染料相比无手术区域染色，相对于核素染料无放射性，被证实可在乳腺癌、皮肤癌、肺癌、结直肠癌、食道癌、胃癌、泌尿、生殖系统癌症等术中定位SLN，因此迅速被用于多种类型肿瘤的治疗中。

（五）ICG 近红外成像技术应用于头颈部肿瘤

ICG 近红外成像技术应用于头颈鳞癌，尤其是口腔鳞癌的临床研究匮乏。2013年，Yokoyama 等首次将 ICG 近红外成像技术用于9名头颈部肿瘤患者（其中2名患口腔鳞癌），证实 ICG 经静注后可在头颈鳞癌组织中富集，可显示荧光肿瘤边界，显像率100%，并通过主观评价，提出给药后30 min 至1 h 可观察到肿瘤与正常组织之间荧光图像最大对比度。2016年，Digonnet 等人对5名原发性头颈鳞状细胞癌患者行 ICG 近红外成像辅助下的原发病灶切除术，其中1名患者显示荧光残余，经病理学证明为肿瘤残余，进一步证实 ICG 近红外成像技术可在术中检测外科切缘的安全性。同年，Schmidt 等人研究得到 ICG 近红外成像技术检测头颈癌病灶的敏感性为90.5%，特异性为90.9%，准确性为89.1%。在有限研究中，ICG 在口腔鳞癌成像质量的评估亦是基于主观观察，缺乏半定量和定量分析，且尚无对 ICG 在口腔鳞癌和正常组织中的代谢差异研究。在 ICG 近红外成像技术应用于口腔鳞癌原发病灶切除后切缘安全性评估方面，只有5例患者纳入，其临床研究结果缺乏较大样本量支持。因此，对于 ICG 近红外成像技术在口腔鳞癌原发病灶中的应用，尚有较多空白需要研究。

对头颈癌前病变的早期诊断，ICG 近红外成像技术也具一定临床价值。早期肿瘤患者与慢性炎症区分困难，因此临床需依赖于活组织检查明确诊断。2016 年，Schmidt 等人探讨 ICG 近红外成像技术鉴别头颈病变良恶性可行性。55 例头颈部病变，其中良性病变为 ICG 阴性，重度异常增生及鳞癌为 ICG 阳性，敏感性、特异性和准确性分别为 90.5%、90.9% 和 89.1%。同年在 Baik 等建立的小鼠模型中，给小鼠注射 ICG 与 BLZ-100 的共轭物，发现 BLZ-100 摄取随异常增生严重程度而增加，表现出敏感和特异性摄取。可见，通过定量分析 ICG 或其他荧光分子在不同病变中的荧光强度或许是实现无创诊断癌前病变的方法。

二、基本原理

目前，多数学者认为 ICG 在恶性肿瘤中的富集原理为增强的渗透性和滞留效应（enhanced permeability and retention effect，EPR）。其原理为正常组织中的微血管内皮间隙致密、结构完整，大分子和脂质颗粒不易透过血管壁，而实体瘤组织中血管丰富、血管壁间隙较宽、结构完整性差，淋巴回流缺失，因此某些尺寸分子或颗粒更趋向于聚集在瘤组织。即 ICG 经静注与血浆蛋白迅速结合，形成直径约为 7 nm 的纳米粒子，随血液循环到达肿瘤区域并渗透到肿瘤间质。由于肿瘤与正常组织的毛细血管通透性有差异，使 ICG 在肿瘤内形成非特异性富集。近红外荧光成像设备通过激发并探查两者 ICG 荧光强度的差异，实现对肿瘤组织 ICG 荧光成像。

ICG 在术中可通过瘤周注射方式定位恶性肿瘤的前哨淋巴结。其原理为 ICG 被注射至正常组织内，与组织间隙内的蛋白结合进而表现为大分子行为，不易自由扩散，从而经淋巴管回流进入淋巴结组织富集，最终实现前哨淋巴结定位。

三、适应证和禁忌证

ICG 成像技术用于 OSCC 诊疗，包括原发肿瘤和颈部淋巴结，需根据不同肿瘤临床分期及外科治疗方案，选择相应 ICG 荧光成像技术指导临床实践，其适应证如下。

（1）原发肿瘤较大（cT3 期及以上）患者，或原发肿瘤为 cT2-3，临床评估 cN1-3 患者，推荐采用静注 ICG 成像技术术中定位肿瘤原发灶和评估安全切缘。

（2）原发肿瘤较小（cT1-2 期），临床评估 CN0 患者，采用颈部小范围翻瓣显露颌下和颈上部区域后，在原发灶周围行 ICG 注射，观察颈部前哨淋巴结成像，并对摘除显像淋巴结行病理活检，判断是否行颈淋巴清扫术。

禁忌证：对碘或 ICG 过敏患者不得使用。

四、技术应用方法及流程

（一）ICG 的保存及配制

ICG 干粉剂应低温避光保存（2~10 ℃）。由于 ICG 会产生聚集猝灭现象，建议配制 ICG 时使用灭菌注射用水，不推荐使用电解质溶液。由于 ICG 水溶液具不稳定性，建议使用前配制，保存时间不超过 4 h。

（二）ICG 的给药方式

根据目的和观察部位不同，选择不同 ICG 给药时间和方式。①观察 OSCC 原发灶：推荐 ICG 使用剂量为 0.75 mg/kg，使用灭菌注射用水配制成 30 mL ICG 注射液，由微量泵经肘静脉注射 30 min（60 mL/h），注射时间为原发灶切除前 6~12 h，注射结束后观察 30 min 是否有不良反应。②定位观察颈部引流区域前哨淋巴结：选择原发灶周围正常组织内分 5 点（0 点、3 点、6 点、9 点及基底），注射 ICG 原液 1~2 mL，ICG 注射剂量应小于

2 mg/kg，注射时间为颈淋巴清扫术颈部皮瓣翻瓣后，原发灶切除前。③修复重建外科观察术后皮瓣血运状况：需采用外周静脉注射法，注射ICG原液3~5 mL，可反复应用，但每次间隔需30 min以上，ICG注射剂量应小于2 mg/kg，注射时间为定位穿支血管前或在显微血管吻合术后。在OSCC辅助诊疗及观察皮瓣血运时ICG推荐给药时间与方式见表1。

表1　ICG的给药时间与方式

目的	给药途径	时间	剂量	给药方式
肿瘤原发灶定位及安全切缘评估	静脉给药	术前6~12 h	0.75 mg/kg	泵入或滴注
颈部前哨淋巴结示踪	瘤周给药	颈部皮瓣翻开后	0.2~0.5 mL/点	推注
皮瓣血运监测	静脉给药	血管吻合后	3~5 mL	推注

（三）ICG给药注意事项

使用ICG（主要通过静脉给药）后不良反应发生率约为0.05%，显示其具有较高生物安全性。ICG在使用过程前必须充分溶解，否则可能发生恶心、发烧、休克等反应，可用注射器反复抽吸、推注，使其完全溶解后，水平观察玻璃壁确证无残存不溶药剂。由于ICG粉剂含微量碘，用药前必须询问患者碘过敏史，有碘过敏史及过敏体质者禁用ICG。同时，用药期间及用药后30 min注意观察患者是否有胸闷、气急、口唇麻木、球结膜充血等症状。

（四）术中辅助评估OSCC原发灶切除范围

推荐ICG临床使用剂量为0.75 mg/kg，最佳ICG给药时间为术前6~12 h，此时可以获得肿瘤组织和正常组织最佳信背比（1.5~2倍）。推荐应用适应证为原发性OS-CC。观察时间为完成颈淋巴清扫术后，原发病灶切除前。观察时应调整室内应用场景，最大程度降低外部光源干扰。采用荧光成像设备对OSCC病灶边界实时观察，比较临床（肉眼）界定的安全切除范围和荧光标记显影范围的匹配性，并标定肿瘤方向，如在原发病灶前缘缝合定位，以便辨认离体肿瘤的方位。

（五）术中辅助评估OSCC切缘状态

ICG荧光成像技术辅助评估口腔鳞癌外科切缘的方式，包括以下几种。

（1）离体大块肿瘤标本观察：荧光成像设备沿标本周缘，包括基底部探测荧光成像情况，如果探及荧光，则在荧光强度最高处（最红）区域为中心点，沿肿瘤长轴（由黏膜侧向基底部）剖开切除的肿瘤大块标本；若未发现明显荧光成像，则由术者判定肿瘤中心部位并沿其长轴剖开肿瘤大块标本，再次用该设备探测标本剖面情况，观察评估荧光成像的边界与周围切缘组织的距离（大于1 cm）。

（2）瘤床观察：肿瘤标本切除后，彻底止血，生理盐水冲洗创口以减少血液对成像影响，再用ICG荧光成像设备对创缘（瘤床）进行探测，辅助判断是否有肿瘤残留；如发现荧光阳性，则对荧光显示部位行扩大切除，切除组织行快速病理检查，评估切缘状态（癌残留或阴性），并再对该部位进行荧光检测，直至荧光为阴性。瘤床阴性最终也应行术中冷冻病理检查，并以病理结果为准。

（3）取材的切缘组织观察：将术中从瘤床或离体肿瘤标本上获取的切缘组织（标记取材部位），进行ICG荧光检测，根据荧光成像情况辅助评估切缘组织状况，并行术中冷冻病理检查并以病理结果为准。

（六）ICG荧光成像技术示踪口腔鳞状细胞癌前哨淋巴结操作流程

ICG荧光成像技术示踪观察口腔鳞状细胞癌前哨淋

巴结适于临床评估为 cN0 患者。临床操作时，由于 ICG 穿透深度仅有 8~10 mm，无法经颈部皮肤直接定位前哨淋巴结。因此，操作流程为：首先，在示踪前哨淋巴结前，需行颈部皮瓣翻瓣术，翻瓣范围上至下颌骨下缘，下至肩胛舌骨肌平面，前至对侧颏舌骨和颈中线，后至胸锁乳突肌后缘；完成后，建议 ICG 瘤周注射 4 个象限黏膜下或瘤周 4 点及基底局部注射，禁忌注入瘤体；最后行 ICG 前哨淋巴结示踪。本指南推荐前哨淋巴结观察时间为 ICG 瘤周注射后 10~15 min，不超过 30 min。

五、局限性与影响因素

ICG 产生的激发荧光强度较弱，穿透深度有限（小于 5 mm），常常要在切除大块肿瘤标本后才能对其深部创面和外科切缘进行观察；ICG 瘤体局部注射的示踪观察颈部前哨淋巴结时常常会干扰 OSCC 原发灶的评判，故目前主要用于 OSCC 原发灶较小，估计能达到彻底切除的患者。另外，ICG 进入肿瘤的 EPR 效应属于非特异性滞留，也存在一定比例假阳性。应当强调，ICG 荧光成像技术属于辅助诊断手段，无论其荧光检测阳性或阴性，仍需做相应的冷冻病理检查，并以病理结果为准。除此之外，ICG 近红外成像技术与以下因素密切相关。

（一）ICG与蛋白结合的效率

ICG通过静注进入血液后可在短时间（1~2 s）内与球蛋白的α_1脂蛋白结合。ICG尽量避免短时间、大剂量推注进入静脉，使ICG与球蛋白的结合效率下降，并最终影响肿瘤组织的荧光显影效果。

（二）局部炎症

炎症组织也可产生EPR效应而发生荧光假阳性。由于OSCC位于口腔内，肿瘤可伴有继发炎症或感染，故ICG荧光成像存在假阳性可能。尽管文献报道ICG在肿瘤组织的荧光强度高于炎症组织的荧光强度，但是这种差别从视觉上通常难以区分。本共识建议：针对炎症组织导致ICG假阳性，术中需通过病理快速确认是假阳性还是肿瘤残留。

（三）外界环境光线的影响

自然光、无影灯等均会干扰ICG的荧光强度。因此，在术中行OSCC原发病灶成像时，需关闭无影灯，尽量减少外部光线干扰。

（四）创面出血的影响

由于手术创面渗出血液对设备激发光和ICG发出的荧光信号有遮挡，因此会干扰荧光成像效果。因此，在

OSCC 术中对原发灶切除后的创面及离体肿瘤成像时，需用生理盐水冲洗擦干后，再行 ICG 荧光成像。

（五）肝脏功能

肝脏是 ICG 的主要代谢器官，肝脏功能的差异将会影响 ICG 给药剂量和时间。

六、不良反应及处理

ICG 在 1957 年即进入临床试验，作为成像介质已经在临床使用大于 50 年。报道的不良反应发生率小于 0.01%，目前暂无死亡病例报道。ICG 可引起过敏休克样症状，不完全溶解时可能发生恶心、发热、头痛、血管炎、荨麻疹等反应，严重者可发生休克，应给予对症治疗。不良反应可能源于溶液中含有的少量碘化物。ICG 使用过程中应严格遵守药品使用说明书。

第二章

吲哚菁绿引导腔镜胃癌根治术

一、历史沿革

自1994年日本Kitano等首次报道腹腔镜远端胃癌根治术以来，经20余年发展，腔镜胃癌根治术在临床上得到广泛应用。近年，随着腔镜器械进步和技术发展，腹腔镜胃癌手术亦逐渐迈向精准治疗时代。因此，热衷腔镜领域的胃肠外科医师仍在不断探索如何在腔镜下进行精确又简便的肿瘤定位与淋巴结导航的方式，如何实现系统、充分地进行淋巴结清扫，以及如何保证吻合口安全血运。

早在21世纪初，Hiratsuka等人就首次报告开放术中通过肉眼判断淋巴结是否被ICG染色来识别前哨淋巴结。随着荧光显影设备出现，部分中心陆续开展了相关研究，但受限于肉眼辨别主观性及需要额外显像设备，胃癌开放术中ICG荧光成像技术并未普及。2010年后，随着ICG荧光成像技术在腔镜和机器人设备上成功运用，学界发现ICG荧光成像相较于其他染料（如99 m锝标记锡胶体、异硫蓝染料等）具有更好的组织穿透性和信号稳定性。因此，基于微创设备所特有的高清摄像显示系统和清晰化放大效果，ICG荧光成像引导前哨淋巴结定位活检和淋巴结清扫示踪具有体内成像和实时成像特点，使术者能在更近距离、更接近生理条件下观察胃周淋巴结，并精确定位淋巴结，实时引导手术操作，具有一定优势，使ICG荧光成像引导微创胃癌根治术成为一个新的探索方向。另外，ICG在重建器官以及胃肠吻合口血运评估方面报道也日渐增多。ICG近红外光成像技术在腔镜胃癌根治术中具有重要研究价值、良好应用前景和广阔发展空间，在国内外引起广泛关注和研究。然而，目前临床实践中关于ICG近红外光成像技术在腔镜胃癌根治术中的应用仍处于探索阶段，尚无统一标准。

二、基本原理

吲哚菁绿（indocyanine green，ICG）是一种近红外荧光染料，可被波长范围在750~810 nm外来光激发，发射波长840 nm左右近红外光，其增强荧光组织穿透深度范围在0.5 cm和1 cm之间。ICG具有在近红外光谱范围发光的固有特性，不易对血液主要成分（血红蛋白和水）可能产生的自发荧光发生干扰效应。因此，ICG分子荧光影像系统将荧光激发和荧光接收显影整合在一起，通过近红外激发光源、高灵敏近红外荧光摄像机及计算机图像处理整合实现ICG的荧光成像。目前，ICG

近红外光荧光影像系统主要有暗光荧光系统和亮光荧光系统。

ICG相对无毒副反应，已获美国（FDA）和欧盟食品药品监督管理局（CE）批准，在世界范围内被广泛使用。其在血液中的半衰期约为4 min，可通过肝脏代谢排泄至胆管，无肾毒性。本指南推荐每天最大耐受剂量为2 mg/kg，每次荧光剂量建议为1.25~5.00 mg。其发射近红外光为光学反应，无辐射。经静脉给药的ICG与血浆蛋白（白蛋白）结合后被限制在血管内并随血液循环到达器官组织的毛细血管，通过观察器官组织荧光程度便可判断其血液灌注情况。经局部注射的ICG一部分与组织中白蛋白结合并留存，通过观察局部组织荧光程度可对肿瘤进行定位；另一部分被淋巴系统吸收并与淋巴系统中的白蛋白结合，随淋巴系统引流至淋巴结最终回流至血液系统，由于淋巴系统转运缓慢，ICG可在淋巴系统内存在较长时间。因此，可以实现淋巴引流导航。

三、适应证和禁忌证

由于ICG引导下腔镜胃癌根治术是在成熟、规范的腔镜胃癌术基础上进行，因此其适应证及其他禁忌证与传统腔镜胃癌根治术相当。但鉴于目前临床经验有限，本指南推荐根据不同手术方案及显影目的，选择合适患者进行ICG荧光成像：对早期胃癌患者，特别是行全腔镜胃癌根治术者，建议用ICG成像进行术中快速肿瘤定位；早期胃癌行前哨淋巴结活检患者，推荐通过ICG荧光成像行前哨淋巴结活检；对须行规范淋巴结清扫，特别是进展期患者，或拟行保留功能胃癌根治术（如保留幽门胃癌根治术），建议通过ICG荧光成像行淋巴结引流范围显影并可用于鉴别不同组织；术中静注ICG适于术中评估胃壁、肠壁、吻合口血供及食管下端、十二指肠残端、器官如脾脏、肝脏血供。本指南推荐常规用荧光模式进行淋巴结清扫，遇到出血等情况，可转换成普通白光模式清扫，以减少荧光干扰。因ICG含有微量碘，因此不推荐对碘过敏者行ICG荧光成像。

四、应用方法及流程

（一）配置方法

ICG多环结构中的硫酸基决定了灭菌注射用水为ICG首选溶剂，且ICG水溶液稳定性有限。盐溶液由于促ICG分子的聚集，不可用于ICG的配制。本指南建议使用灭菌注射用水充分溶解ICG，避免不良反应的发生。可用注射器反复抽吸、推注，使其完全溶解后，水平观察玻璃壁确证无残留不溶药剂，方可使用。临用前调配注射液，如必须保存，应尽量选择阴凉处或避光保存，并不得超过 4 h。

（二）注射方式

ICG 的注射时间、部位及剂量根据不同使用目的而变化。本指南推荐术者在临床上可根据预定目的，选择 ICG 注射部位：一种选择肿瘤周围部位以检测从肿瘤排出的淋巴结；另一种沿胃大弯及胃小弯注射以染色胃周淋巴结。前者可用于胃癌定位及前哨淋巴结定位；后者可通过 ICG 增强的近红外荧光成像来指导术者行 D2 淋巴结清扫。对浆膜下层注射点，不同胃切除范围推荐注射点不同。对全胃切除术，浆膜下层 6 个注射点分别为沿胃小弯胃右动脉第一分支处，胃角，胃左动脉第一、二胃壁动脉分支间，沿胃大弯胃网膜右动脉第一胃支、胃网膜左动脉第一胃支、胃底体交界大弯侧；对远端胃切除术，浆膜下层 6 个注射点分别为沿胃小弯胃右动脉第一分支处，胃角，胃左动脉第一、二胃壁动脉分支间，沿胃大弯胃网膜右动脉第一胃支、胃网膜左动脉第一胃支、胃大弯两个注射点的中点；对近端胃切除术，浆膜下层 6 个注射点分别为沿胃小弯胃右动脉第一分支处，胃角，胃左动脉第一、二胃壁动脉分支间，沿胃大弯胃网膜右动脉末端胃支、胃网膜左动脉第一胃支、胃底体交界大弯侧。具体ICG推荐使用标准详见表2。

表2　ICG推荐使用标准

目标显影	ICG注射时间	注射部位	注射浓度	注射剂量
肿瘤定位	术前1天（胃镜下）	肿瘤周围4个点，黏膜下层注射	1.25~2.5 mg/mL	每个点0.5 mL，共2 mL
淋巴结引流范围	术前1天（胃镜下）	肿瘤周围4个点，黏膜下层注射	1.25~2.5 mg/mL	每个点0.5 mL，共2 mL
	术中（胃镜下）	肿瘤周围4个点或胃小弯、大弯各3个点，黏膜下层注射	1.25~2.5 mg/mL	每个点0.5 mL，共2~3 mL
	术中	胃小弯和大弯各3个点，浆膜下层注射	0.25~0.5 mg/mL	每个点1 mL，共4~6 mL
前哨淋巴结	术中（胃镜下）	肿瘤周围4个点黏膜下层注射	1.25~2.5 mg/mL	每个点0.5~1 mL，共2~6 mL
吻合口	术中	静脉注射	2.5 mg/mL	每次3 mL，可间隔重复注射

（三）不良反应

ICG早在1957年即进入临床试验，该成像介质已在临床使用超过50年，报道不良反应发生率小于0.01%，ICG可引起休克过敏样症状，不完全溶解时可能发生恶心、发热、休克等反应。标准诊断程序使用剂量在0.1~0.5 mg/kg之间，超过0.5 mg/kg，过敏反应的发生率即刻增加。因此，使用过程中应严格遵守药品使用说明书。

五、临床应用

（一）ICG协助术中肿瘤和手术切缘的定位

综合文献报道，本指南推荐选择术前1天在肿瘤环周行黏膜下注射，除模拟肿瘤的淋巴引流外，还具标记肿瘤位置以保证足够手术切缘的作用。在全腔镜手术中，特别未累及浆膜的胃癌患者，ICG术中标记肿瘤和定位手术切缘作用更明显。腔镜荧光模式下肿瘤多数处于ICG荧光范围中心，文献报道术前1天注射ICG后，荧光边缘位于肿瘤边界2.5 cm左右，因此本指南建议沿荧光最边缘2 cm外行胃切除，必要时结合术中冰冻快速病理诊断以符合胃癌根治性切除的要求。

（二）ICG对胃癌淋巴结的精准示踪

1.在早期胃癌中的应用

早期胃癌的淋巴结转移率较低（0%~10.6%），随着外科器械进步和外科理念更新，内镜治疗、内镜治疗失败后补救手术及腔镜机器人为代表的微创根治术成为微创外科时代早期胃癌治疗主旋律。有研究显示ICG在早期胃癌中检测前哨淋巴结灵敏度为98.9%，特异度为76.0%，假阳性率为25.4%，甚至在小样本前瞻性研究中，判断前哨淋巴结转移假阴性率可低至0%，显示较好应用前景。同时，通过ICG引导前哨淋巴结清扫所获长期肿瘤学疗效亦得到高质量研究证实。一项回顾性研究共入组290例ESD术后需追加胃癌根治术的患者，其中98例行ICG荧光淋巴结显像引导的淋巴结清扫，192例行传统胃癌根治术。术后病理结果显示，ICG荧光组98例患者共清扫917组淋巴结，包含5671枚淋巴结；917组淋巴结中，708组（77.2%）有荧光显像；在9例存在淋巴结转移患者中，转移淋巴结中均可检测到荧光，而无荧光显像淋巴结中均证实不存在癌细胞转移。从淋巴结层面而言，尽管荧光对癌细胞转移淋巴结识别的特异度较低（23.0%），但灵敏度及阴性预测值均达100%。Tae-Han Kim等人发现，在43例腔镜早期胃癌根治术中，ICG的应用能增加淋巴结检出率，特别是幽门下区淋巴结，检出率提高6.7%。而Kwon等通过针对早期胃癌患者机器人ICG示踪的前瞻性单臂研究证实与历史对照组相比，ICG示踪可提高早期胃癌患者淋巴结检出数而实现完整淋巴结清扫。综上，本指南认为ICG可用于早期胃癌前哨淋巴结检出及内镜治疗失败后补救手术，且有助于提高早期胃癌患者淋巴结检出数。

2.在进展期胃癌中的应用

既往研究表明，在规定清扫范围内，清扫淋巴结数目越多，越有利于改善胃癌患者远期生存。因而，对进展期胃癌，术中彻底有效清扫胃周淋巴结，提高淋巴结清扫数目及阳性淋巴结检出数目，对患者准确分期、后续治疗方案选择及预后改善具重要意义。胃的解剖层面多，血供丰富，导致腔镜术难度相对较大，淋巴结清扫较困难，尤其是在高BMI患者中，腔镜胃癌淋巴结清扫术难度大。而ICG荧光成像引导胃癌根治术具体内成像和实时成像的特点，使术者能在更近距离、更接近生理条件下观察胃周淋巴结，并精确定位淋巴结，实时引导手术操作，具有一定优势。前瞻性研究FUGES-012纳入包括进展期胃癌在内的258例cT1-4a患者（ICG组：129例，非ICG组：129例）。结果显示ICG组平均总淋巴结清扫数显著多于非ICG组（50.5枚 vs. 42.0枚，$P<0.01$），且两组患者术后恢复过程及术后30天内并发症

发生率相似。根据胃切除方式分层分析显示，无论行远端胃大部切除亦或全胃切除术，ICG组平均总淋巴结清扫数均显著多于非ICG组的平均总淋巴结清扫数（远端胃切除：49.2枚 vs. 39.8枚，全胃切除：52.1枚 vs. 43.1枚；P值均小于0.001）。D2淋巴结清扫范围内，ICG组患者胃旁（1—6组）淋巴结和非胃旁（7—12组）淋巴结清扫术亦都显著多于非ICG组患者（P值均小于0.05）。在总体患者中，ICG组的淋巴结不符合率显著低于非ICG组的淋巴结不符合率（31.8% vs. 57.4%；$P<0.001$），分层分析显示行全胃切除术ICG组淋巴结不符合率显著低于非ICG组（41.4% vs. 67.4%），而行远端胃大部切除术者，ICG组亦可降低淋巴结不符合率（ICG组 vs. 非ICG组：23.9% vs. 37.2%）。对ICG组中淋巴结荧光显影情况分析显示，无论行远端胃切除术还是全胃切除术，从有显影淋巴结中检出的平均淋巴结数明显多于无显影淋巴结组（远端胃切除：5.27 vs. 2.16，全胃切除：4.89 vs. 2.04；均$P<0.001$）。该研究显示相较于常规裸眼下淋巴结清扫，ICG的使用可在不增加腔镜根治性胃切除术时间和术后并发症情况下，指导外科医生有效清扫更多淋巴结，并有效减少淋巴结不符合率。Patti等

人认为，由于ICG使用简单有效，建议常规用于胃癌手术中。对采用浆膜下注射还是黏膜下注射方式，前瞻性研究FUGES-019纳入包括进展期胃癌在内的259例患者（黏膜下注射组：130例，浆膜下注射组：129例）。浆膜下注射组术中浆膜下注射ICG 20 min后淋巴结即可良好显影，黏膜下注射组和浆膜下注射组的平均总淋巴结清数分别为49.8枚和49.2枚，两组无统计学差异。对胃切除方式分层分析显示，无论行远侧胃大部切除术亦或全胃切除术黏膜下注射组，平均总淋巴结清扫均与浆膜下注射组相当（均 $P>0.05$）。两组患者术后恢复过程及术后30天内并发症发生率相似。黏膜下注射组的ICG显影相关费用显著高于浆膜下注射组的ICG显影相关费用。黏膜下注射组患者总体治疗满意度评分（SATGEN）低于浆膜下注射组患者（70.5 vs. 76.1, $P=0.048$）。黏膜下注射组和浆膜下注射组的外科医生手术操作评分分别为36.4和36.6，两组无明显差异。该RCT研究首次证实浆膜下注射ICG在腔镜胃癌淋巴结清扫示踪导航及术者手术负担方面与黏膜下注射ICG相似，但浆膜下注射ICG展示出更有操作便利性和更低患者经济精神负担。另一项纳入514名患者（ICG组385例，非ICG组129

例）的研究显示，对于cT1-2分期的患者，D1+（8a，9）和D2（11p，12a）显影站淋巴结转移的诊断灵敏度皆为100%，非显影站淋巴结阴性预测值皆为100%，而对cT3-4a分期患者，其总体显影站淋巴结转移灵敏度均超过80%，此外，ICG荧光成像技术可显著增加cT3-4a分期患者平均淋巴结清扫总数，降低淋巴结不符合率。基于以上发现，此研究推荐新的淋巴结清扫策略：①对cT1-2患者进行D1加ICG示踪引导的个体化淋巴结清扫。②对cT3-4a患者则进行ICG示踪引导的系统性D2淋巴结清扫，如No.14v或No.10出现ICG显影，亦建议清扫该显影站淋巴结。本指南认为上述淋巴结清扫策略能为当前临床实践提供一定参考，但仍需多中心、前瞻性随机对照试验证实。近期一项多中心回顾性研究显示，对接受新辅助治疗的局部进展期胃癌患者，ICG示踪可增加腔镜下胃癌根治术淋巴结清扫的数量（40.8 vs. 31.8，$P<0.001$），尤其是能显著提高胰腺上缘淋巴结肿大患者淋巴结清扫数，降低淋巴结不符率，减少术中出血。同时，ICG使用并不会影响患者术后并发症和术后恢复。因此，对接受新辅助治疗局部进展期胃癌患者，本指南亦推荐可用吲哚菁绿示踪来进行腔镜下胃癌根治

术。综合相关文献，本指南认为ICG可帮助外科医生对胃癌特别是进展期患者行淋巴结清扫时，能在规定清扫范围内获取更多淋巴结数目。

（三）ICG评估吻合口血运及脏器血运

充足组织灌注是胃肠道吻合成功的主要因素之一。既往文献报道荧光引导下灌注控制的效能，证实了常规应用这项技术对降低吻合口瘘风险具有极大价值。本指南认为实时ICG近红外荧光成像可有效评估切缘血供及胃癌术后胃肠道吻合处血液灌注，并推荐使用以下评分系统（表3）来评估灌注情况（大于或等于3分可以更有效避免因血供障碍而导致的消化道瘘的发生）。本指南建议在吻合前评估残端血运，满意后行相应吻合，而后可再次通过ICG评估吻合口血运。ICG将很快从血管扩散至目标切缘或吻合口区域，并且在数分钟内荧光成像都能够保持稳定。残余的荧光将会在10~15 min内逐渐减少。如果需要，此时可再次注射ICG。需要注意，ICG最终也会扩散到低灌注的区域，故本指南推荐在静脉注射后10~30 s至4~5 min观察目标区域。

表3　吻合口灌注情况评估的评分系统

分数	1	2	3	4	5
临床评估（利用标准白光内镜）	黯淡、无光泽的切缘或吻合口	花斑样切缘或吻合口	粉红色的切缘或吻合口,无动脉搏动或切缘出血	粉红色的切缘或吻合口,相应系膜动脉搏动及切缘出血,但其活力还需临床观察	粉红色的切缘或吻合口伴系膜动脉搏动及切缘出血
荧光成像	无显像	斑块状荧光	均匀的强荧光成像	相对于其他区域稍强的荧光成像	相对于其他区域独立的荧光成像

　　因ICG将很快随血液循环到达目标脏器，通过荧光成像能简单明了判断脏器血运情况，故本指南推荐在静注ICG后观察目标脏器。如腔镜胃癌根治术中常遇到副肝左动脉或代替肝左动脉，此/时是否能离断该血管需判断血供是否影响肝脏血运而决定。另一些脏器或组织主要血管（如脾动脉主干、脾上极血管、近端胃切除肌瓣血管）损伤，也需一种检测手段在术中对脏器血供进行评估，以帮助术中决策。

　　（四）ICG协助分辨不同组织

　　在腹腔镜白光视野下，部分组织肉眼无法辨别，特别是部分进展期胃癌患者淋巴、脂肪以及胰腺组织等可能辨别不清，建议此时利用不同组织摄取ICG能力不同特点，在术中利用ICG近红外荧光成像技术分辨不同的组织。

（五）ICG评估术中淋巴漏

腔镜胃癌根治术中可观察胰腺上缘等部位有无绿色积液，可能为术中淋巴漏引起。对有绿色积液患者，除处理淋巴漏部位外，建议术后术区冲洗2 000 mL以上无菌蒸馏水，重新判断有无绿色积液，以减少医源性肿瘤转移的可能。

（六）肝脏和腹膜癌灶微转移的检测

未来，ICG应用还可扩展到在胃癌和食管胃交界处癌症[Siewert Ⅱ/Ⅲ型EGJ（食管胃交界处）肿瘤]的分期腔镜检查过程中，帮助检测肝脏微转移[虽然这些转移常不能用常规影像技术（如CT）检测出来，但微转移的检测在确定治疗算法的策略方面发挥着重要作用]。ICG引导下的肝转移检测在胃癌或EGJ癌病例中尚未得到充分研究，但在其他实体瘤中显示有很大希望会有结果，鼓励进一步研究。Van der Vorst等人研究了ICG-FI在结直肠肝转移瘤肝切除术中的应用。不仅发现ICG在转移病灶中夹带的共同模式，即在肿瘤周围形成了一个荧光圈，还在12.5%（95% CI 5.0~26.6）的患者发现了额外的、原本不存在的肝转移。所述额外病灶在使用任何常规成像方式[即术前CT扫描、术中超声（IOUS）、术中外科医生眼睛观察和术中触诊]时都未发现。Peloso等人的研究也得到类似结果，他们应用ICG-FI和IOUS的整合检测肝转移，而不是单用IOUS和CT。三种成像方法间的差异在检测直径小于或等于3 mm病灶时最为明显。发现联用IOUS+ICG-FI最为成功，检测出29个病灶，单用IOUS只检测出15个病灶（P=0.032 8），单用术前CT检测出9个病灶（P<0.000 1）。结论是同时使用IOUS和ICG-FI可提高术中探查准确性，极大提高完全根除肿瘤的概率。

　　ICG-FI的另一个用途是在术中检测腹膜癌转移灶。Baiocchi等人最近进行了一项系统回顾，评估了ICG-FI在腹部恶性肿瘤手术治疗过程中检测腹膜癌变的可能作用。尽管少数研究报告了ICG-FI成功用于支持已知腹膜癌肿患者的细胞减灭术的完整性，以及有限研究描述了检测以前未知的腹膜播散，但ICG-FI在腔镜下的应用尚未得到广泛研究，其在胃癌或EGJ癌病例中的适用性有待确认。即使目前只有有限知识，但一个迹象表明，ICG-FI可能在未来对诊断胃癌或EGJ癌的腹膜转移做出宝贵贡献。随着更有针对性方法的应用，及排除预测准确性较低的亚组，以及获得更多前瞻性和系统性临床数据，目前平均灵敏度（88.2%）和特异性（77.8%）可能会有显著提高。

六、ICG引导下腹腔镜胃癌根治手术的局限性及处理

（一）现有局限性

虽然随着技术进步及经验不断积累，ICG在腔镜胃癌根治术中应用逐渐增多，但ICG荧光成像引导淋巴结清扫在运用上仍有一些局限。例如，由于缺乏长期生存资料，ICG示踪淋巴结清扫在微创胃癌根治术中，特别是在进展期，胃癌根治术的应用是否能改善患者远期预后仍需多中心、长期随访研究评估。此外，对拟行D1+或D2淋巴结清扫患者出现清扫范围外的淋巴结显影时（如No.13、14v或16a淋巴结），术者将面临是否需要一并切除显影淋巴结的艰难抉择。FUGES-012研究对ICG组患者术中出现No.14v淋巴结显影者，术者亦将其清扫并送检。结果发现，在No.14v显影患者中该组淋巴结转

移发生率高达33.3%，显著高于既往研究，提示后期研究可能可以通过ICG显影指导有争议的No.14v淋巴结清扫。而对No.13和No.16a等非局部淋巴结，FUGES-012研究参考当前临床指南，即使术中淋巴结显影，术中亦未进行相应区域清扫，ICG淋巴结清扫示踪对站外淋巴结清扫作用仍需进一步探讨。其次，ICG荧光显影淋巴结只能说明该淋巴结接受来自肿瘤周围组织的淋巴回流，但不一定是转移淋巴结，其准确率为62.2%~97.2%；同时，ICG显影存在假阴性，即患者ICG荧光上无淋巴结显影，但术后病理学检查提示存在转移淋巴结情况，发生率为46.4%~60.0%，该假阴性结果可能是由于癌细胞阻塞淋巴管或淋巴结的大规模癌侵袭，导致常规所用的ICG示踪剂不能有效积累到转移性淋巴结中。此外，内镜医师在注射ICG时存在学习曲线，若注射器穿透胃壁导致示踪剂外溢，会影响术中观察判断。

（二）质控建议

本指南认为充分质控可有效减低其局限性。因此，本指南认为良好ICG荧光成像需满足以下条件：①ICG呈现图像清晰，定位准确。②浆膜层无渗漏。③D2范围外淋巴结无显影。要做到良好的质控，本指南建议成立一个固定MDT团队，包括固定的消化内镜医师、固定的手术团队、固定的软件及硬件设施管理团队，熟悉掌握ICG注射技巧及术中注射技巧，根据不同使用目的合理选择ICG注射时间、注射途径及注射剂量。

第三章

吲哚菁绿引导腔镜
结直肠癌根治术

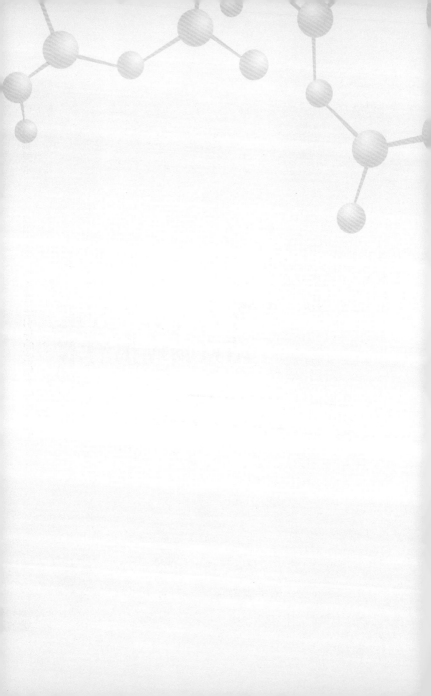

一、历史沿革

结直肠癌（colorectal cancer，CRC）是全球第四大常见恶性肿瘤和第二大癌症，每年有超过55万人死于结直肠癌。在大多数结直肠癌患者中，手术仍是治疗基石。随着外科技术进步和器械平台发展，腔镜和机器人手术比例愈发新高。为定位肿瘤，当前已引入多种术中导航方法。然而，早期结直肠癌定位在微创外科领域仍具挑战性。这些挑战激发了对术中可视化技术的兴趣，例如近红外（NIR）荧光成像。

吲哚菁绿（indocyanine green，ICG）是一种三碳菁碘染料分子，是两亲性的，相对无毒。自20世纪50年代中期以来一直为医所用，是唯一获得美国FDA批准临床应用的安全荧光剂，具快速肝脏清除作用，可用于静注或组织定向注射。静注ICG能迅速与血浆蛋白结合，如白蛋白、球蛋白和脂蛋白，大约95%~98% ICG仍留在血流中。ICG最初用于定量测量肝脏和心脏功能，其重点是测量血液中ICG水平，但在20世纪70年代，随着对ICG荧光特性深入研究，这种化合物使用扩展到了眼科。到21世纪初，数字成像分辨率进步，提供了一种令人满意的替代胶片摄影方法。自那以后，ICG血管造影术被用于分析组织灌注和特定的肿瘤辅助治疗，目前正在进行更多研究，以探索该化合物的其他用途。

在结直肠癌手术中，借助近红外（NIR）成像系统，ICG可应用于多种功能，如荧光肿瘤定位、荧光淋巴结标测（FLNM）和术中血管造影引导手术。自2006年Nagata首次将ICG用于结直肠外科以来，这一技术在结直肠癌辅助诊断及治疗方面展现出重要研究价值和良好应用前景。ICG可用于定位早期结直肠癌具体位置，因为这些部位不易通过浆膜表面区分出来，特别是在内窥镜下黏膜切除术或黏膜下剥离后。当ICG通过肿瘤周围黏膜下或浆膜下注射时，在近红外成像系统下可观察到淋巴通路。术中ICG血管造影可在肠道离断前找到合适灌注节段，通过实时观察吻合口的灌流情况，可预防与缺血相关的吻合口并发症。

二、基本原理

（一）ICG近红外光成像原理

近红外荧光（near-infrared fluorescence，NIRF）成像技术（700~1 000 nm波长）可实现手术视野解剖结构的增强可视化，其光线散射率低且软组织穿透性可达2~5 mm。由于人体组织在近红外光谱无自发荧光，被人体特定组织选择性摄取的外源性荧光分子即可实现NIRF显像。同时，由于其信噪比较高，NIRF的检测阈值相对较低，荧光显像设备首先发射短波长光（激发光）激发荧光剂，荧光分子由高能态跃迁时释放长波长光（散射光）。该散射光被荧光显像设备的长波长荧光过滤器捕捉并显像。

荧光光源发出白光和波长805 nm的近红外激发光，照射到观察组织时，观察组织与ICG的结合物发出835 nm的近红外反射光，该反射光可被特殊摄像系统实时捕捉，即可在摄像屏幕上呈现荧光视频图像。近红外光实时视频图像可显示3种荧光模式，即绿色荧光模式（亮光背景下可进行手术操作）、黑白荧光模式（多用于血液灌注评估）和彩色荧光模式（多用于淋巴结示踪）。

（二）ICG的代谢机制

吲哚菁绿是一种安全、无不良反应荧光染料，主要由肝细胞中的有机阴离子转运体和钠离子-牛磺胆酸共转运蛋白摄取，在人体半衰期150~180 s。ICG进入人体后由肝实质细胞从血浆中摄取后以整分子形式排泄至胆管，其排泄主要通过毛细胆管上表达的多耐药相关蛋白，且排泄不参与肝肠循环，最终随粪便排出体外。吲哚菁绿水溶性良好，常沿血流弥散分布。静注吲哚菁绿后，血管快速显像，肠道等动脉供血丰富脏器能在60 s内显示荧光。肝脏注射30 min后，吲哚菁绿被肝细胞特异性摄取和代谢，代谢过程持续24~48 h。输尿管内注射吲哚菁绿后，荧光可在输尿管内保持数小时。

三、适应证和禁忌证

理论上，ICG近红外光成像技术用于腔镜结直肠癌术的适应证与传统腹腔镜结直肠癌术基本一致。推荐根据不同手术方案及ICG显像目的选择合适病例。推荐利用ICG近红外光成像技术进行术中吻合口血运评估、淋巴结示踪、术中肿瘤定位、淋巴管漏评估以及输尿管等组织器官辨认等。

因ICG含有微量碘，ICG近红外光成像技术用于腔镜结直肠癌术的禁忌证为碘过敏病史者，其典型过敏反应的人群发生率约为1/4 000 051。其他禁忌证则可参照传统腔镜结直肠癌术的禁忌证。

四、技术应用方法及流程

根据不同手术方案及ICG显像目的，ICG注射途径、剂量、注射深度、注射时间均不相同。鉴于目前有限临床经验，本指南做如下推荐。

（一）配置方法

取注射用ICG（25 mg/安瓿）1支以其自带10 mL灭菌注射用水溶解配制2.5 mg/mL的1/10标准浓度；再取1 mL（2.5 mg）上述1/10标准浓度的ICG溶液以生理盐水稀释至100 mL（或取2.5 mL标准浓度溶液稀释至250 mL），配制1/1 000的工作浓度溶液。根据不同术式取用相应的剂量，然后根据显影效果酌情加量调整。

（二）注射方式

1.吻合口血运评估

吻合口血运评估建议经静脉给药。具体要点为：①将25 mg的ICG与10 mL灭菌注射用水稀释成2.5 g/L的ICG溶液。②用药剂量为0.1~0.3 mg/kg；若反复给药，每天剂量上限为5 mg/kg。③注射时间为肠管离断前和吻合后分别给药，若ICG血管灌注60 s内显像良好，则可判断肠管血运良好；若无血管灌注或灌注时间大于60 s，则可判断吻合口肠管血运不良。

2.淋巴结示踪

因肠管淋巴管网主要位于黏膜下层，静注或术中浆膜下注射准确性较差，故建议术前黏膜下注射，可获得较高敏感度和特异度。具体要点为：①肠管淋巴结示踪时 ICG 溶液配置方法尚无统一标准，可根据不同术式斟酌调整。②ICG 与灭菌注射用水稀释成浓度为 1.25、2.5 或 5.0 g/L 的 ICG 溶液均可。③用药时间建议在术前 12~24 h 时，于肠镜下肿瘤周围选取 3~4 个注射位点，每个注射位点可注射 0.1~0.3 mL ICG 溶液，显影时间可维持大于 48 h。④对接受新辅助放化疗的结直肠癌患者，ICG 显影效果较差，用药剂量可根据实际情况进行调整，目前尚无统一标准。

3.术中肿瘤定位

术中肿瘤定位分别针对原发肿瘤和结直肠肿瘤的肝转移病灶。具体要点为：①对原发结直肠肿瘤的定位，建议术前 12~24 h 经结肠镜进行黏膜下注射，注射浓度、剂量以及注射位点则需结合具体情况而定，一般认为，ICG 溶液浓度小于或等于 0.625 g/L，每个注射位点可注射 ICG 溶液约 0.1 mL。②对结直肠癌肝转移病灶的定位，建议术前 24 h 静注 2.5 g/L ICG 溶液约 0.5 mg/kg。

表4　ICG推荐使用标准

目标显影	ICG注射方法	配置方法	用药剂量	注射位点
吻合口血运评估	静脉给药	25 mg的ICG与10 mL灭菌注射用水稀释成2.5 g/L的ICG溶液	0.1~0.3 mg/kg	肠切除前和吻合后分别给药
淋巴结示踪	术前12~24 h经肠镜黏膜下注射	ICG与灭菌注射用水稀释成1.25、2.5或5.0 g/L的ICG溶液均可	每个注射位点可注射0.1~0.3 mL	肿瘤周围选取3~4个注射位点
术中肿瘤定位	原发肿瘤：术前12~24 h经结肠镜进行黏膜下注射	注射浓度、剂量需结合具体情况	ICG溶液浓度小于或等于0.625 g/L，每个注射位点可注射ICG溶液约0.1 mL	注射位点则需结合具体情况而定
	肝转移：术前24 h静注	25 mg的ICG与10 mL灭菌注射用水稀释成2.5 g/L的ICG溶液	2.5 g/L 0.5 mg/kg	注射位点则需结合具体情况而定

（三）不良反应

ICG的不良反应较少见，偶有咽喉疼痛及面色潮红，罕见过敏性休克、低血压、心动过速、呼吸困难及荨麻疹等。ICG 制剂不完全溶解时，可能发生恶心、呕吐、发热、打嗝等反应。从注射开始到使用结束的过程中要进行密切注视观察，并做好应急处理工作。

五、临床应用

（一）吻合口血运评估

1.ICG 近红外光成像技术评估吻合口血运的方法

结直肠癌根治术中，可应用 ICG 近红外光成像技术，在肠吻合完成前后分别进行肠管血运评估。近端肠壁离断前，术者可通过临床判断在白光或可见光下选择切除线，无损伤地在肠壁上标记出"预切除线"。需注意，切勿使用单极或双极电设备烧灼标记，以免破坏肠壁局部血供，而影响最终评估的准确性。确定肠切除部位后，第 1 次静注 ICG，用近红外摄像系统观察血管灌注。若 ICG 血管灌注在 60 s 内显像良好，则可判断为肠管血运良好。ICG 中位显影时间为 35（29~44）s，持续时间约为 3 min。记录肠管灌注组织和非灌注组织的界限，并与最初标记的肠管"预切除线"进行比较，沿缺血线离断肠壁。如评估肠管"预切除线"处的血运灌注不足，则需考虑改变肠管近端"预切除线"至血运灌注良好部位。肠吻合完成后，再次静注 ICG，用荧光系统评价吻合完成后灌注情况，并观察肠壁的血运及外观，以决定是否改变手术策略，重新进行肠吻合。

荧光模式下观察远近端肠段荧光的完整度和荧光强度，使Sherwinter等报告的血供评估系统，评分大于或等于3分（荧光均匀分布于肠管预断或吻合口处）为血供良好，2分（肠管预断或吻合口处荧光不均匀分布）为血供不良，1分（肠管预断或吻合口处未观察到荧光）为无血供。通过吻合口ICG近红外光成像的强度评分可评估血运情况，如评分大于或等于3分，则代表吻合口局部的血运良好，可有效避免因血供障碍而导致吻合口漏（anastomositic leakage）的发生。另外，吻合口ICG近红外光成像的强度还与ICG溶液注射的剂量相关，关于注射的剂量问题目前还没有统一的标准。Kudszus等人采用0.2~0.5 mg/kg静注ICG来判断吻合口的情况，"预切除线"改变率为13.9%，而低剂量（小于0.1 mg/kg）ICG对手术计划改变率影响较小。

2.相关研究进展

近年，ICG-FI技术已成为最具前景方法之一，可在术中精确评估肠道灌注，从而有效降低吻合口漏发生率。Kudszus等人将1998—2003年未使用荧光显像技术结直肠手术患者作为对照组，2003—2008年使用荧光显像技术辅助手术患者作为试验组，共有402例患者入组，试验组中ICG荧光显像提示，血流灌注差患者进行近端肠管游离重新吻合，最终对照组和试验组中出现吻合口漏比例分别约为7.5%（15/201）和3.5%（7/201），提示术中荧光显像技术可显著降低吻合口漏发生率。此后陆续有文献报道荧光显像技术在结直肠吻合手术中应用，均显示出良好应用前景。亦有文献报道，应用荧光显像技术定量分析吻合口血供情况，如日本Kawada K等人通过5例吻合口漏患者数据进行分析，认为吻合口血供荧光强度最大值应大于52.0（灵敏度100%，特异度92.5%）；若荧光强度最大值小于52.0，则吻合口漏发生率明显升高。由于样本量较小，尚需扩大样本量进行验证。Jafari等人报道了ICG近红外光成像技术在达芬奇机器人辅助手术中应用，19%患者近端"预切除线"改变，吻合口漏发生率降低至6%（对照组为18%）。一项多中心前瞻性研究（PILLAR-Ⅱ）报道了139例腹腔镜左半结肠切除或直肠前切除术病例，ICG近红外光成像技术改变了8%的手术方案，吻合口漏发生率仅为1.4%。备受瞩目的PILLAR Ⅲ研究纳入了25个中心的347例患者，结果显示，虽然运用 ICG 近红外光成像技术可成功观察到 95.4% 患者吻合口灌注情况，但与标准对照组相比，ICG 并不能降低吻合口漏发生率。

ICG 可定性和定量地判断吻合口血供情况，目前研究均显示，ICG 荧光显像技术可降低吻合口漏发生率，但这些研究多为单中心非随机对照研究，像 PILLAR-Ⅲ 试验这样应用 ICG 判断吻合口血供多中心大样本随机对照研究较少，且荧光显像判断血运情况多是主观判断，定量分析研究较少，缺少统一定量数值。因此，有必要进行多中心、大样本、前瞻性研究，通过定性观察及定量分析，降低吻合口漏发生率，改善患者预后。

（二）ICG 对结直肠癌淋巴结精准示踪

1. ICG 近红外光成像示踪淋巴结使用方法

结直肠癌根治术 ICG 近红外光成像示踪淋巴结多在术前肠镜下将 ICG 多点注射到肿瘤邻近部位黏膜下层（具体可参照前文 ICG 使用方法）。有研究结果发现，多点注射低剂量 ICG（0.5~1 mg）可能达到更好淋巴结示踪效果。此外，也可选择术中在癌周浆膜下注射，经 trocar（套管针）直接注射或经辅助切口注射。

2.前哨淋巴结检出

淋巴结转移状态是肿瘤预后重要影响因素，前哨淋巴结是肿瘤向外转移第一站，是否转移决定了术式选择。前哨淋巴结活检在消化道肿瘤，如胃癌、结直肠癌中的研究尚处在起步阶段，现阶段尚不推荐其作为手术方式及淋巴结清扫范围决策依据。Nagata 等人报道，运用 ICG 近红外光成像技术对结直肠癌前哨淋巴结检出率可达 97.7%，远优于蓝染料法，其对淋巴结转移诊断敏感度为 55.0%，但假阴性率亦高达 46.%，假阴性集中在 T3 期患者，而对 T1—T2 期结直肠癌患者，ICG 近红外光成像技术对前哨淋巴结检测准确率较高。

对采用新辅助治疗后考虑临床完全缓解的直肠癌患者，能否采用局部切除加前哨淋巴结活检方式判断，是否继续行根治性手术，还有待研究。2018 年，Liberale 等人系统回顾了 2006—2017 年 10 项研究，共 218 例患者应用 ICG 荧光显像进行前哨淋巴结示踪，各项研究中注射 ICG 浓度、计量、部位、间隔观察时间等均无统一标准，其总体灵敏度为 71.0%，特异度 84.6%，准确率仅为 75.7%。Kawahara 等人将直肠癌侧方区域前哨淋巴结定位于髂内血管与盆丛神经间，发现 40 例前哨淋巴结阴性患者均无侧方淋巴结转移。ICG近红外光成像技术在直肠癌侧方前哨淋巴结检测中显示初步优势，但尚缺乏其与影像学方法筛选侧方淋巴结清扫适应人群的对比研究，故实用价值需要探讨。目前，结直肠癌患者前哨淋巴结检测总体准确率仅为75.7%，且有2%~10%患者存在跨越淋巴结分组"跳跃转移"，这些因素均限制了针对早期肠癌缩小手术及免器官切除治疗的开展。随着早期结直肠癌发病率增加及内镜切除更广泛应用，对前哨淋巴结深入研究将为早期肠癌节段切除及免器官切除治疗提供依据。

3. 淋巴结清扫

采用ICG示踪结直肠癌淋巴引流，对淋巴结检出率为65.5%~100%，可指导淋巴结清扫范围，获取更多阳性淋巴结。Nishigori等人发现采用ICG示踪改变了19.0%（4/21）患者淋巴结清扫范围，且直径大于5 mm阳性淋巴结均能被ICG示踪。Kawahara H等人的研究显示，脾区结肠癌淋巴回流可能并不通过左结肠动脉或中结肠动脉左支，而是直接回流至肠系膜下动脉周围，所有阳性淋巴结均在ICG示踪淋巴引流范围以内。

（三）ICG用于肿瘤可视化定位

1.协助早期肿瘤定位

ICG注射时间、位点、剂量、浓度各不相同。研究结果表明，ICG荧光标记可见度会在局部注射7天后迅速下降。黏膜下层注射ICG不会引起任何组织炎症，因而推荐术前1天结肠镜下行黏膜下层精准注射ICG溶液。注射过程中应注意3点：①注射液配置。肠壁较胃壁薄，存在易透壁、易弥漫特点，ICG注射浓度须结合术野要求而定，推荐浓度为0.625 g/L或更低。②注射位点选择。结直肠癌具有独特形态学及肿瘤学特点，结直肠管腔相对狭窄，部分隆起型病变如腺瘤性息肉癌变，可在早期出现不全或完全性梗阻，而平坦型病变可在早期出现环半周甚至环周改变。对未梗阻病例，于肿瘤口侧顶点、肛侧顶点及其连线中点垂线分4点注射，进行定位，对其中较小病灶，推荐接近肠腔横轴线上2点适当拉开距离，避免注射点集中在腹膜后位显像不良，定位失败；对梗阻病例，由于内镜无法通过，可在肿瘤肛侧顶点横轴线上均匀分2点进行黏膜下层注射，定位肿瘤下缘。③注射方式选择。须精准注射ICG溶液，由于肠壁较薄，故对操作者要求较高，推荐序贯注射法，即先注射 1 mL 蒸馏水形成黏膜下层水囊，再于水囊中注入 0.1 mL 配置好的 ICG 注射液。

2. 结直肠癌肝转移灶定位

ICG 荧光显像技术也可用于结直肠癌转移灶识别与切除。手术完全切除肝转移灶是结直肠癌肝转移的有效治疗方式，但大多数患者在根治性肝切除后出现肝内复发，一个可能原因是目前影像学方法无法检测微小转移灶，以致在术前诊断和术中探查时忽略了一些已存在的微小转移灶。肝转移灶周围正常肝脏组织受肿瘤压迫，胆道排泄受阻，导致 ICG 排泄延迟。有研究显示，静注 ICG 后较小转移灶表现为部分或完全显影，而在较大病灶则表现为环绕肝脏转移灶环形荧光。综合文献报道，运用 ICG 近红外光成像技术发现结节的最小直径可达 1 mm，适于肝脏浅部病灶检测，但由于荧光穿透深度小于或等于 8 mm，故对深部病灶建议联合术中超声检查。Liberale 等系统回顾了 2006—2019 年共 10 项研究、218 例肝转移患者资料，发现 ICG 检测肝转移灶灵敏度在 69%~100% 之间，荧光显像最大深度为距肝脏表面 10 mm，除术前 CT 和术中超声发现病变外，ICG 荧光显像可检测到最小 1 mm 额外病灶，因此，ICG 荧光显像被研究者认为是上述检测肝转移灶必要补充手段。

3.结直肠癌腹膜转移灶定位

结直肠癌局限腹膜转移患者术后复发重要原因之一是由于无法准确识别微小病灶，不能做到完全切除。ICG近红外光成像技术作为一种微小病灶有效检测方法，可提高非黏液性腺癌患者腹膜转移灶检出率。目前，对ICG近红外光成像评估腹膜转移灶文献数据较少，一项单中心研究结果显示，通过ICG近红外光成像技术评估10例结直肠癌腹壁转移患者88个靶病灶，其敏感度为72.4%，特异度仅为60%。

（四）分辨输尿管

腹腔镜结直肠癌手术中，常需辨认并保护输尿管。肥胖者或者二次手术、输尿管手术史者在手术中，直接显露并辨认输尿管比较困难。经导管逆行将ICG注入输尿管内可实现术中实时荧光定位，降低腹腔镜手术中缺乏触觉反馈造成输尿管损伤的风险，Siddighi S等人在超过10例妇科手术使用ICG，术中双侧输尿管均可显影，且患者无明显不良反应。其在结直肠手术中能否预防输尿管损伤尚需进一步研究。在腹腔镜结直肠癌手术中，ICG显像辅助输尿管定位相关研究尚未广泛开展，目前缺乏高质量临床证据支持。

六、局限性及处理

（一）现有局限性

尽管荧光显像技术在消化外科领域有诸多应用价值，但其在临床实践中也存在局限性。荧光剂给药剂量和时间点、设备参数设置、背景光线条件和近红外光谱等均可影响荧光显像效果。对黑白荧光视图主观解读受组织背景荧光干扰，可能导致对肠管血运误判。常依赖术者对该技术使用临床经验以及其对肠管血运"正常"的主观标准判断。克服该局限性方式包括应用图像分析软件进行荧光定量评估。肠吻合前利用荧光定量评估方法客观评价肠管血运有助于术中精准决策。

（二）质量控制建议

1.吻合口血运评估

腔镜结直肠癌根治术中吻合前后运用ICG近红外光成像技术可较客观准确地评估吻合口血运，降低吻合口漏发生率。在有条件中心，建议对吻合口血运存疑患者使用ICG近红外光成像技术对吻合肠段进行血运评估。虽然ICG近红外光成像技术评估吻合口血运安全性和可靠性已得到初步证实，但其评判标准及操作规范尚需要多中心、大样本高级别医学证据支持。

2.淋巴结示踪

采用ICG近红外光成像技术进行淋巴结示踪，可较好地显示结直肠癌淋巴回流范围；同时，仅建议在T1—T2期结直肠癌患者中使用ICG近红外光成像示踪前哨淋巴结，其具体注射剂量以及注射方法仍需多中心、大样本高级别循证医学证据支持。

3.肿瘤可视化定位

对早期结直肠癌患者行腹腔镜手术时，联合ICG近红外光成像技术对病灶进行准确定位安全有效，但注射后最佳手术时间、最佳剂量等尚需研究。

4.结直肠癌肝转移灶定位

结直肠癌肝转移患者手术中，推荐采用ICG近红外光成像技术对可疑转移灶进行定位和切除，但对深部转移灶不推荐单独采用ICG近红外光成像技术进行定位，建议联合术中超声定位或术前影像学定位。具体方法：可根据ICG 15 min滞留率（ICG R15），调整术前给药时间，以期获得较好术中肝脏肿瘤荧光显影效果。对ICG R15小于或等于7%的患者，术前给药时间大于48 h，常可获得较好显影；对ICG R15大于7%的患者，术前给药时间小于6天，术中荧光显影多不满意；而术前给药时间大于或等于6天时，可获得相对较好显影。

5.结直肠癌腹膜转移灶定位

非黏液腺癌患者行腹膜转移灶切除时，可考虑联合ICG近红外光成像技术，对腹膜转移灶进行定位和切除，但其敏感度和特异度不高。具体方法：术中静脉给予ICG 0.25 mg/kg。

6.分辨输尿管

对合并腹膜后解剖层次异常、腹腔感染等增加输尿管损伤风险患者，ICG近红外光成像技术辅助输尿管定位方法可作为临床试验项目在有条件医学中心开展。具体方法：将输尿管导管尖端插入输尿管内，通过导管术中注射25 mg ICG溶液。

第四章

吲哚菁绿引导肝脏肿瘤根治术

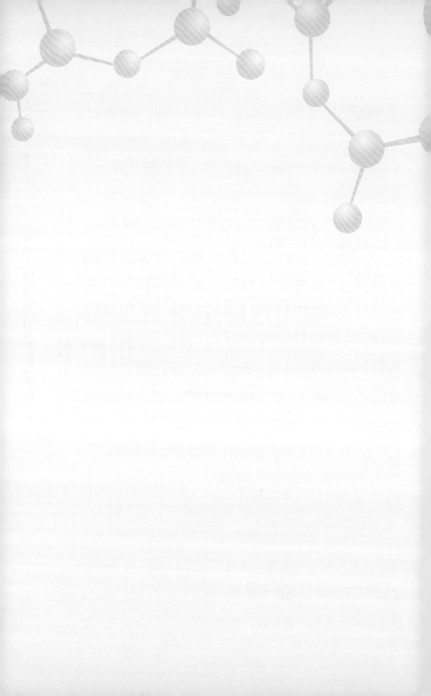

一、历史沿革

吲哚菁绿（indocyanine green，ICG）荧光成像技术近年在普通外科领域广泛应用，并为肝癌外科治疗提供了新武器。2008 年 Aoki 等人首次报道 ICG 荧光成像技术用于肝切除术，实现解剖性肝段切除。近年以 ICG 近红外荧光成像技术为基础的荧光腔镜的出现，进一步推动了腔镜技术在肝脏肿瘤切除中的应用。得益于新型荧光成像系统在临床上广泛开发和腔镜技术进步，ICG 荧光成像技术以可视化角度助力精准肝脏外科快速发展。ICG 导航下腔镜肝切除术相比传统肝切除术在追求"精准肝切除"上具有显著优势。然而，目前临床实践中关于 ICG 近红外光成像技术在肝肿瘤诊断和手术应用仍处于探索阶段，尚无统一标准。

二、ICG 在肝脏肿瘤中成像的机制和原理

ICG 是一种近红外荧光染料，可被波长范围在 750~810 nm 的外来光所激发，发射波长 840 nm 左右近红外光，当荧光透过生物组织时，血红蛋白吸收了所有小于700 nm 波长的光，水又吸收超过 900 nm 的红外光。因此，ICG 在近红外光激发后，通过近红外荧光摄像机扫描术野及计算机图像处理，将荧光信号（一般是绿色荧

光）呈现给术者。ICG摄取主要由肝细胞中有机阴离子转运体1B3（organic anion trans-porting polypeptide 1B3，OATP1B3）和钠离子-牛磺胆酸共转运蛋白（Na$^+$-taurocholate co-transporting polypeptide，NTCP）完成，其排泄主要通过毛细胆管上表达多耐药相关蛋白2（multidrug resistance-associated protein 2，MRP2）载体系统进行，且排泄后不参与肠肝循环，故在正常肝组织中，ICG可迅速被肝细胞摄取，并在激发光的照射下显示荧光。随着ICG经胆道系统排泄，荧光也逐渐消退。当存在肝脏肿瘤或肝硬化结节时，病变肝组织内肝细胞胆道排泄功能受损，ICG靶向滞留在病变组织中，出现延迟消退现象。ICG 15 min血液滞留率（ICG-retention15，ICG-R15）、ICG清除率（ICG-plasma disappearance rate，ICGPDR）及清除率的K值（ICG-K）与肝容积相结合可准确评估肝脏储备功能，以此确定肝切除范围，预测术后肝功能不全发生风险。

三、ICG肝脏肿瘤的诊断及手术导航适应证和禁忌证

（一）适应证

目前ICG分子荧光影像技术已相对成熟，除对ICG

过敏或对碘过敏者，对具有开放手术及腔镜手术指征患者均适用。因此，对有手术指征行肝切除术患者均可使用ICG荧光影像用于侦测及导航手术切除。其他适应证如腹腔探查及腹腔转移瘤侦测也可使用辅助探查。对尚未有条件开展腔镜手术的单位，腹腔内广泛粘连或其他原因腔镜下无法完成手术者，可行开放手术，使用手持式荧光侦测设备进行肿瘤侦测、导航手术。ICG指导肝脏肿瘤的诊断及手术导航应用广泛，本指南推荐根据不同显影目的进行ICG荧光成像。

（1）在原发性肝癌分化程度初步鉴别中使用ICG，根据肝脏肿瘤荧光信号特点，结合术中快速病理学检查，可初步判定原发性肝癌分化程度。

（2）ICG可在围术期对患者肝脏储备功能进行评估，并预测术后肝衰风险。ICG通过联合白蛋白衍生白蛋白-吲哚菁绿评分（ALICE评分）可进一步预测手术风险，指导术式选择。

（3）在原发性肝癌或结直肠癌及胰腺神经内分泌恶性肿瘤肝转移患者手术中，使用ICG可提高原发性肝癌和转移癌根治性切除率。术中使用ICG分子荧光影像技术对肝脏进行全面侦测，仔细辨认高强度荧光信号，结合术中超声及术中快速病理学检查，对可疑癌灶进行切除。此外，可用 ICG 分子荧光影像技术进行原发性肝癌肝外转移瘤识别及定位。

（4）联合术中超声门静脉穿刺肝段染色导航肝切除术中，使用 ICG 通过正显示法或负显示法，使目标肝区或肝段产生荧光信号，协助解剖性肝切除术的施行。

（5）肿瘤边界界定中使用 ICG 分子荧光影像技术，可在术中划定肿瘤边界与肝切除范围，肝切除后进行残留肿瘤病灶的检测。

（6）ICG 用于肝切除术后胆漏检测。由于胆汁中含有可结合 ICG 的蛋白质，经胆囊管注射 ICG 并临时阻断胆总管后，使用 ICG 分子荧光影像技术检测，可进行胆漏识别。

（7）在活体肝移植中，使用 ICG 分子荧光影像技术进行胆道成像，指导胆道的离断及重建；在各种不同类型肝移植术后，可评估移植肝肝细胞功能。

（二）禁忌证

由于 ICG 中含有微量碘，故不推荐对碘剂过敏者行 ICG 荧光成像技术。另外患有各种基础疾病、无法耐受手术的患者（如肾功能不全、严重心肺功能不全、血液系统疾病及恶病质等），亦不建议使用。

四、ICG引导下在肝脏肿瘤外科导航中技术应用方法及流程

（一）配置方法

ICG多环结构中硫酸基决定了灭菌注射用水ICG为首选溶剂，且ICG水溶液稳定性有限。盐溶液由于促ICG分子的聚集，不可用于ICG的配制。本指南建议使用灭菌注射用水充分溶解ICG，避免不良反应发生。可用注射器反复抽吸、推注，使其完全溶解，水平观察玻璃壁确证无残留不溶药剂，方可使用。临用前调配注射液，如必须保存，应尽量选择阴凉处、避光保存，并不得超过4 h。

（二）注射方式

ICG的注射时间、注射途径及注射剂量根据不同的使用目的而变化。根据中国2019年版《吲哚菁绿荧光染色在腹腔镜肝切除术中应用的专家共识》建议如下：①肿瘤的识别与定位、明确肿瘤边界、检测残余肝脏：静脉注射ICG 0.05~0.5 mg/kg。a.术前2~4天。b.明显肝硬化：5~10天。②肝分段。a.负显示：术中静脉注射ICG 1.0 mL（2.5 mg/mL）。b.正显示：术中经目标肝段门

静脉注射 ICG 5 mL（0.025~0.05 mg/mL）。③划定肝预切线。a.非解剖性肝切除，术中静脉注射 ICG 0.05~0.5 mg/kg。b.解剖性肝切除，术中经静脉注射 ICG 0.05~0.5 mg/kg或经目标肝段门静脉注射 ICG 0.1~0.2 mL（2.5 mg/mL）。④胆管成像。术中经静脉或经目标肝段门静脉注射 ICG 1 mL（2.5 mg/mL）。⑤活体肝移植。a.切除供肝：术中经静脉注射 ICG 1 mL（2.5 mg/mL）或经目标肝段门静脉注射 ICG 0.1~0.2 mL（2.5 mg/mL）。b.胆道重建：术中经胆囊管注射 ICG 2 mL（2.5 mg/mL）。c.血管重建：术中经静脉注射 ICG 1.5 mL（2.5 mg/mL）。⑥检查胆漏。术中经胆管注射 ICG 5~10 mL（0.025~0.25 mg/mL）。梅成杰等人认为，肝叶反染经外周静脉注射的 ICG（1.25~2.5 mg），或正染经支配门静脉注射（0.125~0.25 mg），多可达到满意实施荧光引导手术的目的。

（三）侦测近红外光术中操作方法

ICG 分子荧光影像系统主要包括近红外激发光源、高灵敏近红外荧光摄像机及计算机图像处理系统。术中操作方法如下：①充分游离肝脏后，关闭术区无影灯，打开近红外激发光源，使用近红外荧光摄像机在适当距离（按机型的要求）扫描肝脏及其他腹腔脏器。②根据荧光信号的分布情况，对肝脏肿瘤进行实时定位并标定肝预切线。③拟行解剖性肝切除时，使用正显示法或负显示法指导肝分段。④肝切除后，对残余肝脏及离体标本进行 ICG 分子荧光探测。⑤将标本进行常规病理学检查。

（四）肝癌的分子荧光类型

1.原发性肝癌 ICG 分子荧光类型

根据 ICG 在原发性肝癌病灶的不同代谢机制，可呈现为3种荧光影像特征，分别为全荧光型、部分荧光型、环形荧光型。高、中分化一般可表现为全荧光型或部分荧光型；而低分化肝癌由于肿瘤的异质性，不摄取 ICG，常表现为环形荧光型。建议对原发性肝癌进行解剖性切除的患者，常规使用 ICG 分子荧光技术，以获得肿瘤分子荧光边界。

2.转移性肝癌 ICG 分子荧光类型

临床上以结直肠癌肝转移较为常见。在原发癌灶能够或已经行根治性切除、剩余肝脏有足够代偿功能的前提下，对肝内转移癌可进行根治性切除。然而，CT、MRI 及术中超声检查容易遗漏直径较小的癌灶，使完整切除肝转移癌成为难点。由于肝转移癌组织本身不具备肝细胞功能，故 ICG 分子荧光检测时通常表现为环绕肿瘤组织的环形荧光，经荧光示踪发现的结节直径最小可达 1.5 mm。

（五）不良反应

ICG 早在 1957 年即进入了临床试验，1959 年通过了美国食品药品监督管理局（FDA）的认证。该成像介质已经在临床使用超过 50 年，报道的不良反应发生率小于 0.01%，使用过程中应严格遵守药物说明书。建议：①ICG 应使用灭菌注射用水充分溶解，避免不良反应的发生。②ICG 的注射时间、注射途径及注射剂量根据不同的使用目的而变化。

五、临床应用

（一）原发性肝癌分化程度初步鉴别

由于低分化肝癌组织摄取 ICG 的能力低下，导致病灶本身可提供的荧光信号较弱，但由于癌周正常肝组织受肿瘤压迫，使 ICG 的排泄延迟，因而此类肿瘤通常表现为环绕癌组织的环形荧光。高分化肝癌组织对 ICG 仍有一定的摄取能力，但其胆道排泄功能异常，因而可较长时间显示荧光，表现为全荧光型信号。中分化肝癌组织中的部分细胞丧失摄取功能，通常表现为部分荧光型信号。建议：术中根据肝脏肿瘤的荧光信号特点，结合术中快速病理学检查，可初步判定原发性肝癌分化程度。

（二）吲哚菁绿在肝切除术前阶段肝脏储备评估临床应用

根据目前白蛋白-吲哚菁绿（ALICE）评分最新评估标准为：ALICE 1级患者PHLF风险很低，建议行解剖性肝切除术；2a级患者肝功能受损，肝切除范围应限于4个Couinaud段；2b级患者术后并发症发生率及病死率较高，切除范围最好局限于3个Couinaud段；3级患者预后较差，应慎重行手术治疗，建议行射频消融术或肝移植手术等。最近，Russolillo等人利用ALICE分级对400例肝癌患者进行临床分析，验证了ALICE分级能良好地提供手术切除范围，效果优于Child-Turcotte-Pugh（CTP）评分。ICG可以作为评估肝脏储备功能的补充方法。

（三）ICG在肝段染色中的应用

腹腔镜肝切除术已广泛应用于肝脏肿瘤患者，但腹腔镜解剖性肝切除术要实现Makuuchi教授提倡的解剖性肝切除术4个标准并在监视器上直观确定肝段的分界有较大困难，而腹腔镜吲哚菁绿肝段染色可以弥补该不足。卢鹏等学者总结了以下经验：①由于肝段解剖特异性较大，术前需进行三维重建，进行以门静脉为基础的流域分析，明确荷瘤肝段的门静脉供应数量及来源，得到目标肝段的形态、范围，规划染色方案。②确定正染或者反染方案，单一肝段或者肝叶染色选取正染方案，联合肝段或者肝叶染色选择反染方案。③肝右前区肝段对应的门静脉靠近腹侧，且一般较粗壮，穿刺成功率较高，推荐正染方案。肝左叶内部各肝段对应的门静脉均来源于相对表浅的左侧肝蒂，解剖难度相对小，推荐反染方案。肝右后区肝段相应的门静脉靠近背侧，如需穿刺正染则需将右后区肝脏充分游离后旋转至原右前区的位置，另外也可以考虑从路氏沟入路解剖右后肝蒂，寻找目标肝蒂阻断后反染。④行半肝切除术时推荐鞘外解剖反染，若行鞘内解剖反染，染料经过肝门板或者胆管动脉循环的交通支进入拟切除的半肝，染料容易沾染到半肝。如果只能选择鞘内解剖反染法，尽量减少外周荧光染料的注射剂量（0.012 5~0.025 mg）。⑤如正染穿刺成功后由于染料渗漏，通常数分钟内会出现其余肝段的浸染，此时可调整为炫彩模式，尚可分辨目标肝段在肝表面的界限，但需迅速标记，以防止时间延长导致界限不清晰。⑥对于正染吲哚菁绿注射量，建议尽量少量，通常吲哚菁绿（25 mg）稀释 1 000 倍后，注射 3~5 mL 可染色 1 个肝段，且不易造成其余肝脏组织的浸染。

（四）ICG分子荧光成像导航解剖性肝切除术的应用

1.ICG分子荧光肝脏左右半肝界限的确定

对进行解剖性左半肝或右半肝切除术患者，可采用正染法或负染法确定肝切除的预切除线。ICG荧光成像表明左右半肝的实际界线并非规律的直线，而是呈现为多种形态，可大致分为驼峰状、不规则状以及少数的大致直线，术者根据ICG荧光染色显示的左右半肝预切除线行肝切除手术更符合个体化精准手术的原则。

2.肝脏肿瘤边界的确定

因为ICG在肝脏中对于非正常肝组织，如肿瘤组织的滞留，可用荧光腹腔镜对肝癌的边界进行荧光界定。同拟行解剖性肝切除术时，可在术中通过正染法或负染法结合三维可视化技术确定肿瘤边界，定位肿瘤与大血管关系，划出预切除的肝区或肝段范围，并进行精准肝切除。

3.肝脏微小癌灶及断面残留癌灶的检测

ICG荧光成像技术在肝癌切除术中识别微小癌灶的

价值，不仅可以术中实时检测肝癌病灶，还能够检测到术前CT、MRI未曾发现的微小病灶，从而降低肿瘤残余风险。建议对行解剖性肝切除术患者，可采用正染法或负染法术中检测全肝或剩余肝断面组织。

4.三维可视化联合ICG分子荧光肝段的确定

三维可视化联合ICG分子荧光影像技术及术中超声判断目标门静脉分支走行，精准穿刺门静脉染色肝段，建议对行解剖性肝切除术患者，如果具备术中超声和肝段门静脉穿刺技术，可实施目标门静脉穿刺注射ICG溶液，确定预切除肝段。

（五）数字智能联合ICG分子荧光导航肝癌根治术

1.缩小右半肝切除术

缩小右半肝切除术（limited right hemihepatectomy，LRH）是随着三维可视化的问世和临床需求而产生，指肿瘤位于右肝区，当需要行右半肝切除时，剩余肝体积不能有效保证足够肝储备功能，此时可以选择缩小右半肝切除术。按照2021年版《数字智能联合吲哚菁绿分子荧光导航肝切除术中国专家共识》建议对4种类型分别如下处理：Ⅰ型，肿瘤位于右后区，并侵犯肝右静脉，行右后区联合S5和S8亚段切除术；Ⅱ型，肿瘤大部分位于右后区，并累及S5和/或S8，行右后区联合S5和/或S8亚段切除术；Ⅲ型，肿瘤主要位于右前区肝蒂和右后区肝蒂分叉处，更贴近右后区肝蒂，但是右前区肝蒂的距离能满足肿瘤根治性切除要求，可行右后区联合S5背侧段和/或S8背侧段切除；Ⅳ型，肿瘤主要位于右前区并累及部分S7，并且具有粗大右后下肝静脉引流S6，可行S5、S7及S8切除。基于此，2021年版《数字智能联合吲哚菁绿分子荧光导航肝切除术中国专家共识》给予了如下建议。

1）Ⅰ型缩小右半肝切除术

建议对Ⅰ型缩小右半肝切除术患者术前三维可视化评估血管，进行手术规划，术中采用多模实时融合与交互导航确定目标血管和缩小右半肝切除。建议对Ⅱ型缩小右半肝切除术患者，术前三维可视化评估血管，进行手术规划，术中采用多模实时融合与交互导航确定目标血管和Ⅱ型缩小右半肝切除。建议对Ⅲ型缩小右半肝切除术患者，术前三维可视化评估血管，进行手术规划，术中用多模实时融合与交互导航确定目标血管和Ⅲ型缩小右半肝切除。建议对Ⅳ型缩小右半肝切除术时，选择右半肝区域血流控制，沿规划缩小右半肝切除线，自足侧向头侧、自浅入深分离肝实质，确认关键血管，分别结扎离断门静脉右前支、门静脉S7分支（有时多个分支）；于肝内距根部约1.5 cm处用GIA或者组织夹结扎并离断肝右静脉。注意保护肝右后下静脉，避免损伤，完成Ⅳ型缩小右半肝切除术。

2）Ⅰ型中央型肝癌切除术

术者行数字智能联合ICG分子荧光导航Ⅰ型中央型肝癌切除术时，建议根据术前三维可视化分析及术前规划，明确肿瘤与血管关系，配合术中超声；行数字智能联合ICG分子荧光导航Ⅱ型中央型肝癌切除术时，建议对根据术前三维可视化分析及术前规划，明确肿瘤与矢状部门静脉、S4肝静脉、肝中静脉和肝左静脉关系，如能获得根治性切除，多模实时融合导航S4或S4a或S4b肝切除术；否则，行ICG分子荧光导航三维腹腔镜解剖性左半肝切除术；行数字智能联合ICG分子荧光导航Ⅲ型中央型肝癌切除术时建议根据术前三维可视化分析及术前规划，明确肿瘤与门静脉、肝右静脉、肝中静脉和肝左静脉关系；多模实时融合导航门静脉右前支、肝右动脉前支、S4门静脉、肝右静脉发向S5和S8分支并结扎离断，实现解剖性Ⅲ型中央型肝癌肝切除术；行数字智能联合ICG分子荧光导航解剖性Ⅳ型中央型肝癌切除术时，关键是显露肝右静脉和肝左静脉并妥善保护。如果剩余肝脏功能体积足够，实施ICG分子荧光多模实时融合导航行解剖性右三区肝切除术或左三区肝切除术。行数字智能联合ICG分子荧光导航Ⅴ型中央型肝癌手术时，由于Ⅴ型中央型肝癌的肿瘤位置位于肝S4、S5和S8的表面或边缘，肿瘤没有贴近或者未直接侵犯门静脉或肝静脉的主干，因此，Ⅴ型中央型肝癌的手术治疗方式为保留切缘阴性的肝切除术，包括解剖性肝段切除或局部切除。

3）解剖性肝段肝切除术

数字智能联合ICG分子荧光导航解剖性肝段肝切除术，对解剖性肝段切除患者，术前进行个体化肝脏分段，术中采用"正染法"荧光显影或"负染法"荧光显影，导航解剖性肝段切除。

4）肝切除术中胆管侦测

ICG可以帮助术者精确定位肝外胆管的位置，节省寻找分离胆管的时间，使手术变得安全、快捷。特别对于二次肝切除的患者，因为胆道术后导致肝门部粘连导致解剖结构不清楚，盲目解剖有可能导致医源性副损伤，通过 ICG 实时荧光胆道造影以及十二指肠显影，可清晰地分辨肝门部粘连的胆管、十二指肠组织，精准识别定位，减少不必要的损伤。需要注意的是，对于一些肥胖患者，经常出现较厚的脂肪组织包绕肝门区域管道的情况，这时 ICG 荧光同样很难侦测到其间的胆道走行。

5）胆漏检测

随着 ICG 荧光影像在肝胆外科手术的普及应用，运用 ICG 进行肝断面微小胆管胆漏的有效性得以证实。ICG 对肝切除术后胆漏的侦测主要基于其通过胆道系统排泄的生物学特性。在完整切除肿瘤病灶后，对肝断面进行彻底止血，如有活动性出血可进行缝合处理；再使用 ICG 侦测有无荧光点，是否存在未处理胆管断端有胆汁渗出，并予以处理。

6）微小肝癌

ICG 分子荧光影像可发挥对微小肝癌特异性荧光显影的优势，作为肝脏肿瘤消融导航的新策略，对浅表瘤灶在 ICG 定位下实时监测消融处理，对深部瘤灶可结合术中超声定位进行消融处理，达到完全消融肝内病灶。

7）复发性肝癌切除术

ICG分子荧光影像在复发性肝癌切除术中的应用是提高复发性肝癌患者长期生存率的有效手段。肝内的转移灶及卫星灶有一部分仅凭借术前CT及MRI无法发现，ICG荧光影像能够减少微小转移灶的漏检率，从而达到根治性切除。ICG引导腹腔镜处理复发性肝癌患者组织粘连，可明显缩短手术时间、减少术中出血、降低医源性胆管及正常组织结构损伤。

8）胆管解剖图像

ICG分子荧光影像技术可获得清晰的胆管解剖图像，在肝移植中，ICG荧光引导解剖性供肝切除和胆管成像，评估重建后血管灌注及移植肝的肝功能恢复情况，通过对供肝移植前后进行荧光成像，判断供肝灌注及微循环情况，以及侦测肝外胆管荧光影像，评估移植肝肝细胞分泌胆汁功能。

六、局限性及处理

就目前而言，ICG分子荧光影像技术仍有局限性。一是对深部结节低灵敏度，由于近红外光透过人体组织能力有限，即使运用光声联合成像在一定程度上增加了探测深度，但仍然未达理想效果，目前只有在肝切除过程中对肝断面进行ICG分子荧光动态检测，同时结合术中超声及术中快速病理学检查，才可部分弥补ICG深度受限问题；二是肝脏结节高假阳性，特别是有肝硬化背景患者，肝脏肿瘤组织与其余肝组织荧光对比度下降，检测敏感度将进一步降低，但假阳性病灶的检出率及其特征仍需要通过更多的病例研究来进一步明确。

参考文献

1. Sung H，Ferlay J，Siegel R L，et al. Global Cancer Statistics 2020：GLOBOCAN Estimates of Incidence and Mortality Worldwide for 36 Cancers in 185 Countries. CA Cancer J Clin，2021，71（3）：209-249.

2. Xia C，Dong X，Li H，et al. Cancer statistics in China and United States，2022：profiles，trends，and determinants. Chinese medical journal，2022，135（5）：584-590.

3. Coppola N，Mignogna M，Rivieccio I，et al. Current Knowledge，Attitudes，and Practice among Health Care Providers in OSCC Awareness：Systematic Review and Meta-Analysis. International journal of environmental research and public health，2021，18（9）：4506-4543.

4. G CZI T，Simonka Z，Lantos J，et al. Near-infrared fluorescence guided surgery：State of the evidence from a health technology assessment perspective. Frontiers in surgery，2022，9：919739.

5. Pan J，Deng H，Hu S，et al. Real-time surveillance of surgical margins via ICG-based near-infrared fluores-

cence imaging in patients with OSCC. World journal of surgical oncology，2020，18（1）：96.

6. Harano N，Sakamoto M，Fukushima S，et al. Clinical Study of Sentinel Lymph Node Detection Using Photodynamic Eye for Abdominal Radical Trachelectomy. Current oncology（Toronto，Ont），2021，28（6）：4709-4720.

7. Funai K，Kawase A，Shimizu K，et al. Fluorescence navigation with indocyanine green for identification of intersegmental planes using a photodynamic eye camera. Journal of thoracic disease，2020，12（9）：4817-4824.

8. Gioux S，Coutard J，Berger M，et al. FluoSTIC：miniaturized fluorescence image-guided surgery system. Journal of biomedical optics，2012，17（10）：106014.

9. Nohara K，Takemura N，Ito K，et al. Bowel perfusion demonstrated using indocyanine green fluorescence imaging in two cases of strangulated ileus. Clinical journal of gastroenterology，2022，15（5）：886-889.

10. Jafari M，Pigazzi A，Mclemore E，et al. Perfusion Assessment in Left-Sided/Low Anterior Resection（PILLAR III）：A Randomized，Controlled，Parallel，Mul-

ticenter Study Assessing Perfusion Outcomes With PIN-POINT Near-Infrared Fluorescence Imaging in Low Anterior Resection. Diseases of the colon and rectum, 2021, 64 (8): 995-1002.

11. Nishino H, Hollandsworth H, Amirfakhri S, et al. A Novel Color-Coded Liver Metastasis Mouse Model to Distinguish Tumor and Adjacent Liver Segment. The Journal of surgical research, 2021, 264: 327-333.

12. Zhang Q, Xia C, Hu S, et al. Application of near infrared fluorescence imaging in detection of residual cancer in oral squamous cell carcinoma. Zhonghua zhong liu za zhi [Chinese journal of oncology], 2022, 44 (5): 450-454.

13. Xia C, Zhou Q, Zhang Q, et al. Comparative study on the diagnostic value of intravenous/peritumoral injection of indocyanine green for metastatic lymph node location in patients with head and neck squamous cell carcinoma (HNSCC). Annals of translational medicine, 2021, 9 (6): 507.

14. Wu Z, Dong Y, Wang Y, et al. Clinical application of

indocyanine green fluorescence navigation technology to determine the safe margin of advanced oral squamous cell carcinoma. Gland surgery, 2022, 11（2）: 352-357.

15. Chen Y, Xiao Q, Zou W, et al. Sentinel lymph node biopsy in oral cavity cancer using indocyanine green: A systematic review and meta-analysis. Clinics（Sao Paulo, Brazil）, 2021, 76: e2573.

16. Muallem M, Sayasneh A, Armbrust R, et al. Sentinel Lymph Node Staging with Indocyanine Green for Patients with Cervical Cancer: The Safety and Feasibility of Open Approach Using SPY-PHI Technique. Journal of clinical medicine, 2021, 10（21）: 4849.

17. Zolper E, Bekeny J, Fan K, et al. ICG Lymphography in a 4-week Postmortem Cadaver: Implications for a Supermicrosurgery Training Model. Plastic and reconstructive surgery Global open, 2021, 9（3）: e3468.

18. Shao J, Alimi Y, Conroy D, et al. Outcomes using indocyanine green angiography with perforator-sparing component separation technique for abdominal wall re-

construction. Surgical endoscopy, 2020, 34 (5): 2227-2236.

19. Polom K, Murawa D, Rho Y, et al. Current trends and emerging future of indocyanine green usage in surgery and oncology: a literature review. Cancer, 2011, 117 (21): 4812-4822.

20. Wang J, Li S, Wang K, et al. A c-MET-Targeted Topical Fluorescent Probe cMBP-ICG Improves Oral Squamous Cell Carcinoma Detection in Humans. Annals of surgical oncology 2022.

21. Chen X, Zhang Z, Zhang F, et al. Analysis of safety and efficacy of laparoscopic radical gastrectomy combined with or without indocyanine green tracer fluorescence technique in treatment of gastric cancer: a retrospective cohort study. Journal of gastrointestinal oncology, 2022, 13 (4): 1616-1625.

22. Matsuura N, Igai H, Ohsawa F, et al. Novel thoracoscopic segmentectomy combining preoperative three-dimensional image simulation and intravenous administration of indocyanine green. Interactive cardiovascular and

thoracic surgery，2022，35（2）：64.

23. Brookes M，Chan C，Nicoli F，et al. Intraoperative Near-Infrared Fluorescence Guided Surgery Using Indocyanine Green （ICG） for the Resection of Sarcomas May Reduce the Positive Margin Rate： An Extended Case Series. Cancers，2021，13（24）：6284.

24. Kan X，Zhang F，Zhou G，et al. Interventional real-time optical imaging guidance for complete tumor ablation. Proceedings of the National Academy of Sciences of the United States of America，2021，118（41）：e211 3028118.

25. Su Rez Ajuria M，Gallas Torreira M，Garc A Garc A A，et al. Efficacy of different sentinel lymph node biopsy protocols in oral squamous cell carcinoma： Systematic review and meta-analysis. Head & neck，2022，44 （7）：1702-1714.

26. Shannon A，Sharon C，Straker R，et al. Sentinel Lymph Node Biopsy in Patients with T1a Cutaneous Malignant Melanoma： A Multi-Center Cohort Study. Journal of the American Academy of Dermatology，2022，

S0190-9622: 02783-02789.

27. Liu L, Lin Y, Li G, et al. A novel nomogram for decision-making assistance on exemption of axillary lymph node dissection in T1-2 breast cancer with only one sentinel lymph node metastasis. Frontiers in oncology, 2022, 12: 924298.

28. Mahieu R, Donders D, Dankbaar J, et al. CT Lymphography Using Lipiodol for Sentinel Lymph Node Biopsy in Early-Stage Oral Cancer. Journal of clinical medicine, 2022, 11 (17): 5129.

29. Matsuo K, Klar M, Khetan V, et al. Association between sentinel lymph node biopsy and micrometastasis in endometrial cancer. European journal of obstetrics, gynecology, and reproductive biology, 2022, 275: 91-96.

30. Costantino A, Canali L, Festa B, et al. Sentinel lymph node biopsy in high-risk cutaneous squamous cell carcinoma of the head and neck: Systematic review and meta-analysis. Head & neck, 2022, 44 (10): 2288-2300.

31. Matanes E，Eisenberg N，Mitric C，et al. Surgical and oncological outcomes of sentinel lymph node sampling in elderly patients with intermediate to high-risk endometrial carcinoma. International journal of gynecological cancer: official journal of the International Gynecological Cancer Society，2022，32（7）：875-881.

32. Singh N，Agrawal S. Use of methylene blue dye for sentinel lymph node mapping in early-stage gynecological cancers – An option for low resource settings. Journal of cancer research and therapeutics，2022，18（4）：1088-1092.

33. Baeten I，Hoogendam J，Braat A，et al. Fluorescent Indocyanine Green versus Technetium-99m and Blue Dye for Bilateral SENTinel Lymph Node Detection in Stage I-IIA Cervical Cancer（FluoreSENT）：protocol for a non-inferiority study. BMJ open，2022，12（9）：e061829.

34. Song B，Zhang B，An A，et al. Nanocarbon Tracer and Areola Injection Site Are Superior in the Sentinel Lymph Node Biopsy Procedure for Breast Cancer. Computational

and mathematical methods in medicine, 2022, 4066179.

35. Chavda J, Mishra A, Silodia A, et al. Validation senti-nel lymph node biopsy study in cN0 axilla using low-cost dual dye technique: potential solution for resource poor settings [J]. Breast cancer research and treatment, 2022, 193 (1): 105-110.

36. Yuan Q, Hou J, Zhou R, et al. Factors associated with identification of lymph node detected by axillary reverse mapping for breast cancer. Zhonghua yi xue za zhi, 2021, 101 (38): 3141-3145.

37. Rundle S, Korompelis P, Ralte A, et al. A comparison of ICG-NIR with blue dye and technetium for the detec-tion of sentinel lymph nodes in vulvar cancer. European journal of surgical oncology: the journal of the European Society of Surgical Oncology and the British Association of Surgical Oncology, 2022, S0748-7983: 00685-0.

38. Hua B, Li Y, Yang X, et al. Short-term and long-term outcomes of indocyanine green for sentinel lymph node biopsy in early-stage breast cancer. World journal

of surgical oncology，2022，20（1）：253.

39. Burg L，Verheijen S，Bekkers R，et al. The added value of SLN mapping with indocyanine green in low‑ and intermediate‑risk endometrial cancer management： a systematic review and meta‑analysis. Journal of gynecologic oncology，2022，33（5）：e66.

40. Ruzzenente A，Conci S，Isa G，et al. The LIver SEntinel LYmph‑node（LISELY）study：A prospective intraoperative real time evaluation of liver lymphatic drainage and sentinel lymph‑node using near‑infrared（NIR）imaging with Indocyanine Green（ICG）. European journal of surgical oncology：the journal of the European Society of Surgical Oncology and the British Association of Surgical Oncology，2022，S0748‑7983：00540‑6.

41. Kang B，Lee J，Lee J，et al. Comparative Study Between Radioisotope Uptake and Fluorescence Intensity of Indocyanine Green for Sentinel Lymph Node Biopsy in Breast Cancer. Journal of breast cancer，2022，25（3）：244‑252.

42. Du J，Xu G，Yang Z，et al. Pericancerous lymph node

imaging with indocyanine green-guided near-infrared fluorescence in radical esophagectomy: Protocol for a single-center, prospective, randomized controlled clinical trial. Thoracic cancer, 2022, 13 (15): 2283-2287.

43. Chiyoda T, Yoshihara K, Kagabu M, et al. Sentinel node navigation surgery in cervical cancer: a systematic review and metaanalysis. International journal of clinical oncology, 2022, 27 (8): 1247-1255.

44. L Hrs O, Bollino M, Ekdahl L, et al. Similar distribution of pelvic sentinel lymph nodes and nodal metastases in cervical and endometrial cancer. A prospective study based on lymphatic anatomy. Gynecologic oncology, 2022, 165 (3): 466-471.

45. Raffone A, Raimondo D, Travaglino A, et al. Sentinel Lymph Node Biopsy in Surgical Staging for High-Risk Groups of Endometrial Carcinoma Patients. International journal of environmental research and public health, 2022, 19 (6): 3716.

46. Yokoyama J, Fujimaki M, Ohba S, et al. A feasibility

study of NIR fluorescent image-guided surgery in head and neck cancer based on the assessment of optimum surgical time as revealed through dynamic imaging. Onco-Targets and therapy，2013，6：325-330.

47. Digonnet A，Van Kerckhove S，Moreau M，et al. Near infrared fluorescent imaging after intravenous injection of indocyanine green during neck dissection in patients with head and neck cancer：A feasibility study. Head & neck，2016，e1833-7.

48. Bredell M. Sentinel lymph node mapping by indocyanin green fluorescence imaging in oropharyngeal cancer - preliminary experience. Head & neck oncology，2010，2：31.

49. Van Der Vorst J，Schaafsma B，Verbeek F，et al. Near-infrared fluorescence sentinel lymph node mapping of the oral cavity in head and neck cancer patients. Oral oncology，2013，49（1）：15-19.

50. Ahmed M，Purushotham A，Douek M. Novel techniques for sentinel lymph node biopsy in breast cancer：a systematic review. The Lancet Oncology，2014，15

(8)：e351-62.

51. Christensen A，Juhl K，Charabi B，et al. Feasibility of Real-Time Near-Infrared Fluorescence Tracer Imaging in Sentinel Node Biopsy for Oral Cavity Cancer Patients. Annals of surgical oncology，2016，23（2）：565-572.

52. Schmidt F，Dittberner A，Koscielny S，et al. Feasibility of real-time near-infrared indocyanine green fluorescence endoscopy for the evaluation of mucosal head and neck lesions. Head and Neck-journal for The Sciences and Specialties of The Head and Neck，2017，39（2）：234-240.

53. Baik F，Hansen S，Knoblaugh S，et al. Fluorescence Identification of Head and Neck Squamous Cell Carcinoma and High-Risk Oral Dysplasia With BLZ-100，a Chlorotoxin-Indocyanine Green Conjugate. JAMA otolaryngology-- head & neck surgery，2016，142（4）：330-338.

54. Xie D，Wang Y，Wang Z，et al. Kinetics analysis of indocyanine green based on a novel mouse model to distinguish between tumor and inflammation. Analytical Meth-

ods，2019，11（44）：5704-5710.

55.Hu Y，Huang C，Sun Y，et al. Morbidity and Mortality of Laparoscopic Versus Open D2 Distal Gastrectomy for Advanced Gastric Cancer： A Randomized Controlled Trial. J Clin Oncol，2016，34（12）：1350-1357.

56.Yu J，Huang C，Sun Y，et al. Effect of Laparoscopic vs Open Distal Gastrectomy on 3-Year Disease-Free Survival in Patients With Locally Advanced Gastric Cancer：The CLASS-01 Randomized Clinical Trial. JAMA，2019，321（20）：1983-1992.

57.中华医学会肿瘤学分会，中华医学会杂志社.中华医学会胃癌临床诊疗指南（2021年版）.中华医学杂志，2022，102（16）：1169-1189.

58.Wang F H，Zhang X T，Li Y F，et al. The Chinese Society of Clinical Oncology（CSCO）：Clinical guidelines for the diagnosis and treatment of gastric cancer，2021. Cancer Commun（Lond），2021，41（8）：747-795.

59.Jung M K，Cho M，Roh C K，et al. Assessment of diagnostic value of fluorescent lymphography-guided lymphadenectomy for gastric cancer. Gastric Cancer，2021，

24（2）：515–525.

60. 黄昌明，钟情，陈起跃. 吲哚菁绿示踪淋巴结清扫在胃癌根治术中应用及研究进展. 中国实用外科杂志，2021，41（03）：332–336.

61. Park S H，Lee H J，Park J H，et al. Clinical Significance of Intra-operative Gastroscopy for Tumor Localization in Totally Laparoscopic Partial Gastrectomy. J Gastrointest Surg，2021，25（5）：1134–1146.

62. 刘茂兴，邢加迪，徐凯，等. 吲哚菁绿荧光成像在全腹腔镜远端胃癌根治术中的应用. 中国肿瘤临床，2020，47（05）：231–235.

63. Kim Y W，Min J S，Yoon H M，et al. Laparoscopic Sentinel Node Navigation Surgery for Stomach Preservation in Patients With Early Gastric Cancer：A Randomized Clinical Trial. J Clin Oncol，2022，40（21）：2342–2351.

64. Huang C M，Lin J X，Zheng C H，et al. Prognostic impact of dissected lymph node count on patients with node-negative gastric cancer. World J Gastroenterol，2009，15（31）：3926–3930.

65.Chen Q Y，Xie J W，Zhong Q，et al. Safety and Efficacy of Indocyanine Green Tracer-Guided Lymph Node Dissection During Laparoscopic Radical Gastrectomy in Patients With Gastric Cancer：A Randomized Clinical Trial. JAMA Surg，2020，155（4）：300-311.

66.Patti M G，Herbella F A. Indocyanine Green Tracer-Guided Lymph Node Retrieval During Radical Dissection in Gastric Cancer Surgery. JAMA Surg，2020，155（4）：312.

67.Zhong Q，Chen Q Y，Huang X B，et al. Clinical implications of Indocyanine Green Fluorescence Imaging-Guided laparoscopic lymphadenectomy for patients with gastric cancer：A cohort study from two randomized, controlled trials using individual patient data. Int J Surg，2021，94：106-120.

68.Huang Z N，Su Y，Qiu W W，et al. Assessment of indocyanine green tracer-guided lymphadenectomy in laparoscopic gastrectomy after neoadjuvant chemotherapy for locally advanced gastric cancer：results from a multicenter analysis based on propensity matching. Gastric

Cancer，2021，24（6）：1355-1364.

69.Lee J H，Son T，Chung Y E，et al. Real-time identification of aberrant left hepatic arterial territories using near-infrared fluorescence with indocyanine green during gastrectomy for gastric cancer. Surg Endosc，2021，35（5）：2389-2397.

70.Chen Q Y，Zheng C H，Li P，et al. Safety and prognostic impact of prophylactic laparoscopic superior mesenteric vein（No. 14v）lymph node dissection for lower-third gastric cancer：a propensity score-matched case-control study. Surg Endosc，2018，32（3）：1495-1505.

71.邓鸣，胡桂，李小荣，等.吲哚菁绿-近红外显像技术在腹腔镜结直肠癌手术中的应用价值.中国普通外科杂志，2022，31（09）：1220-1228.

72.张雁凯，鲍予頔，叶颖江.吲哚菁绿荧光显像技术在胃肠手术中的应用.中华普通外科杂志，2020，35（03）：267-269.

73.Lee D W，Sohn D K，Han K S，et al. Promising Novel Technique for Tumor Localization in Laparoscopic

Colorectal Surgery Using Indocyanine Green-Coated Endoscopic Clips. Dis Colon Rectum，2021，64（1）：e9-13.

74.李勇，李心翔，王权，等.吲哚菁绿近红外光成像在腹腔镜结直肠癌手术中应用中国专家共识（2021年版）.中国实用外科杂志，2021，41（10）：1098-1103+1110.

75.吕泽坚，梁伟俊，吴德庆，等.经辅助切口注射吲哚菁绿在荧光成像腹腔镜右半结肠癌根治术中应用的安全性和可行性分析.中华胃肠外科杂志，2020，23（08）：791-794.

76.张映丹，何攀，杨忠明，等.吲哚菁绿荧光成像引导腹腔镜肝脏肿瘤切除术安全性和有效性的荟萃分析.中华肝胆外科杂志，2022，28（04）：299-304.

77.曹键，鲍予顿，姜可伟，等.吲哚菁绿荧光显像技术在腹腔镜直肠癌前切除手术中的应用价值.中华普通外科杂志，2020，35（10）：764-767.

78.梁伟俊，吴德庆，吕泽坚，等.吲哚菁绿荧光直肠镜在直肠癌手术中的应用.中华胃肠外科杂志，2020，23（11）：1104-1105.

79. Yeung TM. Fluorescence imaging in colorectal surgery. Surg Endosc, 2021, 35 (9): 4956-4963.

80. He K, Hong X, Chi C, et al. Efficacy of Near-Infrared Fluorescence-Guided Hepatectomy for the Detection of Colorectal Liver Metastases: A Randomized Controlled Trial. J Am Coll Surg, 2022, 234 (2): 130-137.

81. 陈振荣, 陈志鸿, 石宁, 等. 腹腔镜肝肿瘤手术中吲哚菁绿荧光成像质量影响因素探讨. 中华肝胆外科杂志, 2021, 27 (08): 626-630.

82. 蔡天翼, 刘凤林. 荧光腹腔镜在胃癌淋巴结清扫中的应用价值及难点剖析. 中华胃肠外科杂志, 2022, 25 (04): 295-299.

83. Chan D K H, Lee S K F, Ang J J. Indocyanine green fluorescence angiography decreases the risk of colorectal anastomotic leakage: Systematic review and meta-analysis. Surgery, 2020, 168 (6): 1128-1137.

84. Liu Y Z, Shah S K, Sanders C M, et al. Utility and usability of laser speckle contrast imaging (LSCI) for displaying real-time tissue perfusion/blood flow in robot-assisted surgery (RAS): comparison to indocyanine green

（ICG）and use in laparoscopic surgery. Surg Endosc，2022，15：1-9.

85. 王骥，吴瑞，刘晓，等. 吲哚菁绿联合亚甲蓝双示踪法在国内乳腺癌前哨淋巴结活检中应用价值的Meta分析. 中国普通外科杂志，2020，29（05）：532-542.

86. 王宇，脱红芳，彭彦辉. 吲哚菁绿在肝切除围手术期的临床应用. 肝胆胰外科杂志，2020，32（05）：313-316.

87. 张树庚，刘连新. 吲哚菁绿在肝胆外科领域的应用现状及展望. 腹部外科，2020，33（03）：171-173.

88. 黎旺红，唐津天，刘晨，等. 荧光腹腔镜在肝脏手术中应用价值的Meta分析. 医学研究杂志，2021，50（07）：83-8+99.

89. 梅成杰，张中林，袁玉峰. 吲哚菁绿荧光成像技术在肝胆外科的应用进展. 腹部外科，2020，33（03）：235-240.

90. 赵英杰，曹李，董光龙，等. 吲哚菁绿荧光显像在结直肠癌肝转移手术中的应用. 腹腔镜外科杂志，2020，25（07）：524-528.

91.董杉杉，王琨，李悦玮.吲哚菁绿荧光实时成像技术在腹腔镜肝切除术中应用效果的 Meta 分析.腹腔镜外科杂志，2022，27（03）：183-188+93.

92.刘学谦，蒋东，陈江明，等.吲哚菁绿荧光显影技术在胆道外科应用研究进展.中国实用外科杂志，2022，42（09）：1054-1057+61.

93.李宏宇，魏林，朱志军，等.吲哚菁绿荧光引导腹腔镜解剖性肝段获取术在小儿活体肝移植中的应用价值.中华消化外科杂志，2021，20（01）：118-124.

94.方驰华，曾思略，杨剑.吲哚菁绿分子荧光影像在原发性肝癌的应用进展.腹部外科，2020，33（03）：167-170.

95.方驰华，梁洪玻，迟崇巍，等.吲哚菁绿介导的近红外光技术在微小肝脏肿瘤识别、切缘界定和精准手术导航的应用.中华外科杂志，2016，54（06）：444-450.

96.卢鹏，王宏光.吲哚菁绿荧光引导腹腔镜解剖性肝段切除术.中华消化外科杂志，2020，（02）：40-44+139.

97.熊俊，李民，唐勇，等.腹腔镜下吲哚菁绿荧光显像联合术中超声引导肝血管瘤微波消融的初步探索.腹部外科，2020，33（03）：200-203.

98. 谢国伟，李嘉鑫，吴泓.吲哚氰绿荧光显像导航技术在复发性肝癌腹腔镜再次肝切除中的应用.中华肝脏外科手术学电子杂志，2020，9（02）：153-157.

99. 成剑，张成武，刘杰，等.3D打印模型联合吲哚菁绿荧光导航行腹腔镜下精准肝切除术.肝胆胰外科杂志，2020，32（05）：277-279+85.